歡迎光臨藥妝店

暖氣藥師的保健選物指南

蘇柏名 著

目錄

推薦序

一本協助民眾「自我照護」的好書／黃建華　007

跨領域的藥師，專業與熱忱並行／王智弘　009

維護健康應該知道的專業藥學和文獻資訊／張偉嶠　011

專業藥師的第一線服務經驗與建議／張文靜　013

Part 1 能量補給成分表

名牌不代表比較高檔／綜合維生素　020

維生素界的偶像團體／維生素B群　029

吞C可以治感冒？大錯特錯！／維生素C　039

一般人不知道自己很缺乏／維生素D、鈣　046

存在感薄弱，但對於健康非常重要／微量礦物質　056

整腸加健胃，一加一大於二／益生菌、酵素　065

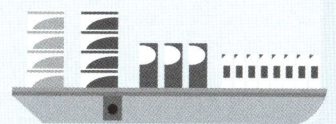

Part 2 守護健康吃這些

膽固醇過高的老問題／紅麴　078

一次補齊護眼知識／葉黃素、玉米黃素、山桑子　087

不會增加身體負擔的油脂／魚油　095

地龍不一定能讓你變活龍／蚓激酶　104

千杯不醉就靠這一味／薑黃　112

Part 3 美容保養基本功

是膠質還是蛋白質？／膠原蛋白　122

我只想睡個好覺！／褪黑激素　132

美白Q彈好臉色　140

擁有健康的泌尿道　148

減重不再是負擔　155

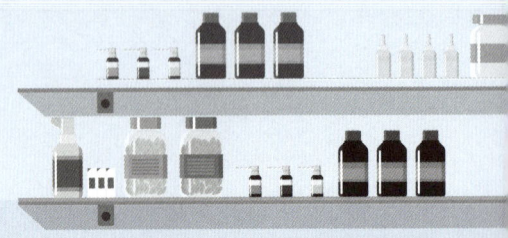

Part 4 特殊需求專區

男性雄風答客問　168

肌肉增加有辦法　175

胃部保養靠這味　183

止咳護嗓看這裡　190

保護五臟有一套　197

Part 5 藥師真心話

保健食品「劑型」QA　208

探病帶什麼最有禮？　217

保健食品與藥物的相互作用　224

保健食品的市場與標籤陷阱　230

出國購物「藥」注意　237

後記　245
作者簡介　247

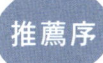

一本協助民眾「自我照護」的好書

黃建華 | 臺北市衛生局局長

現代醫學越來越強調「預防勝於治療」，但過去我們總是等到生病才去看醫生，不僅增加醫療負擔，自己也得經歷不少治療的痛苦。因此，臺北市衛生局積極推動健康篩檢與疫苗施打，希望能提升市民的健康與生活品質。然而，除了定期篩檢，許多人也會透過健康食品或保健品來補充營養，但面對市場上琳瑯滿目的選擇，該怎麼挑、怎麼吃，才能真正有幫助、不造成額外負擔，這一直是民眾最常遇到的困擾。

本書的作者蘇柏名藥師，不只是位專業的藥師，更是一位充滿人文關懷的照護者。他選擇投入「居家安寧藥師」這個需要專業與耐心並重的領域，陪伴病人與家屬，提供最適切的藥物建議，讓醫療更貼近人心。柏名在第一線的經驗讓他發現，許多民眾對保健食品、藥品的使用充滿疑問，甚至出現重複服用的情況，例如家中長輩已經從

醫師處拿到醫療級B群，家人卻又額外購買補充，反而增加了身體的負擔。正因為看見這些問題，他決定寫這本書，希望幫助大家學會如何聰明選擇、正確補充，真正為自己的健康加分。

「學好做人，才能學醫」。醫療的核心不只是專業，更是關心與陪伴。這本書除了提供專業知識，還有許多柏名在執業過程中的故事，有些令人莞爾，有些讓人動容，透過這些經歷，你可以看到一位藥師如何在現實中實踐他的初心，將專業帶給每一位需要幫助的人。這正是我們臺北市衛生局一直努力的方向：讓健康照護不只是知識，而是一份來自真心的守護。

祝福正在閱讀的你，能夠感受到這股暖氣。

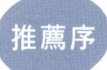

跨領域的藥師，專業與熱忱並行

王智弘 ｜ 臺北市立聯合醫院總院長

我認識柏名，是因為他在北市聯醫的專業表現。他的職涯發展相當多元，從大學畢業後進入西班牙語文研究所攻讀文學，之後投身電子業，最終選擇回歸醫院，成為一名居家安寧藥師。豐富的職涯轉折不僅突顯他的多樣學習潛能與職場適應力，也讓他在醫藥領域的發揮更顯與眾不同。

柏名的專業不僅止於藥學，他精通多國語言，曾擔任藥師公會的「國際事務委員會主委」與「媒體公關委員會主委」，積極推動臺北市藥師與國際藥界的交流。2024年阿根廷的新聞台「Todo Noticias」來臺採訪北市聯醫的智慧化藥局，他以流利的西班牙語解說及接待來訪外賓的穩健台風，令人印象深刻。

也因為具備跨領域經驗，柏名特別懂得傾聽民眾需求，並提供實用的專業建議，建立起藥師與民眾之間的信

任。這次，他將自己的知識與經驗整理成書，為大家帶來一本兼具專業性與實用性的保健食品指南。本書內容深入淺出，不僅可幫助讀者理解保健食品，也能實際應用於日常生活中，絕對是一本值得閱讀參考的好書。

> 推薦序

維護健康應該知道的專業藥學和文獻資訊

張偉嶠 ｜ 臺北醫學大學藥學院院長

　　現代人生活在忙碌且高壓的職場中，如何保持健康、提升生活品質，已經成為大家最關心的議題。蘇柏名藥師的新書《歡迎光臨藥妝店》，深入淺出地介紹了藥妝店常見營養補充品的學理機轉與使用建議，關注我們生活中一些司空見慣但又一知半解的保健問題，比如說：維生素B群到底是什麼？什麼又是新型態DHA？魚油跟魚肝油不一樣嗎？顧胃究竟是顧什麼？這本書有系統地將保健食品營養補充的知識區分為「能量補給」、「健康守護」、「美容保養」、「特殊需求」，蘇藥師以專業的藥學角度，搭配嚴謹地文獻來源來提供民眾健康知識。對於關心健康的現代人來說，具有高度的參考價值。

　　在「能量補給」這一輯中，蘇藥師仔細介紹了綜合維生素、維生素B群、鈣和維生素D、微量礦物質以及益生菌在人體中扮演的角色。每種營養素的生理功能、適當的使

用方法與產品劑量，以及使用時可能出現的風險，都清楚地呈現給讀者。此外，他還提供了如何挑選這些營養補充品的實用建議，幫助讀者選擇最適合自己的產品。

「美容保養」這個章節也讓我留下深刻印象！這幾章裡面介紹了膠原蛋白、褪黑激素以及減重保健食品的相關知識。關於膠原蛋白，書中詳細說明其不同種類的差異，並且討論水解膠原蛋白是否更有效的問題。此外，蘇藥師也仔細介紹褪黑激素的作用機轉，讓讀者了解它如何幫助調節睡眠，甚至還清楚解答了使用褪黑激素是否會涉及法律風險的問題。至於美白與減肥保健食品，書中提供了專業見解，幫助讀者辨別產品的效果與適用性，讓大家能夠做出更明智的選擇。這些都是值得讀者深入了解的健康知識。

當我閱讀到了「藥師真心話」這一章時，我不禁會心一笑。這部分的內容體現了蘇藥師專心、貼心與用心的一面！蘇藥師是臺北醫學大學藥學系的校友，即便離開校園多年，他秉持知識分子的風骨，提醒讀者保健食品的標籤陷阱，給予讀者最中肯的叮嚀，也是本書最為可貴的地方。當我讀完這本書時，感覺收穫滿滿，許多模糊不清的保健觀念都變得清晰了起來。不信，你讀一讀就知道了。

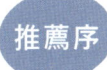

專業藥師的第一線服務經驗與建議

張文靜 | 臺北市藥師公會顧問

在當今社會，保健食品已成為大眾日常生活的一部分，然而，在琳瑯滿目的產品中，如何選擇適合自己的保健食品，並真正理解其功效與風險，卻是一門深奧的學問。作為一名深耕藥界多年的藥師，我見證了保健食品市場的變遷與發展，也深知科學與專業知識對於消費者的重要性。因此，看到《歡迎光臨藥妝店》時，便深感是一本值得推薦的好書。

我個人在藥界服務多年，曾在臺灣最大的連鎖藥局任職，從門市藥師到內部管理，見證了消費者對於保健食品的關注與需求；其後創業經營社區藥局與保健食品公司，也深刻體會到藥師在消費者健康管理中的關鍵角色。在擔任臺北市藥師公會理事長及中華民國藥師公會全國聯合會秘書長期間，我更進一步參與政策擬定與規劃藥師的藥事照護發展，努力推動藥師的專業價值與社會影響力。也正

因如此，我深知大眾對於藥品與保健食品仍有許多迷思，而《歡迎光臨藥妝店》正是一本能夠解答大眾疑惑、提供正確資訊的優質讀物。

　　書中不僅介紹各類保健食品的科學背景，更分享藥師在第一線服務時的經驗與建議，這些內容尤為可貴，因為它不僅讓讀者學到理論知識，也能掌握實際應用。柏名藥師以其多年累積的臨床經驗與專業知識，將龐大的資訊化繁為簡，以貼近生活的方式，巧妙地吸引讀者的興趣，也讓專業內容變得更加易讀。這樣的編排方式，使得本書不僅適合專業人士參考，也適合一般消費者閱讀，無論是對保健食品一知半解，還是希望深入學習的讀者，都能從中獲益。從基礎營養素如維生素、礦物質，到功能性保健食品，如魚油、紅麴、益生菌，甚至新興的保健食品，如蚓激酶、薑黃，不只在書中被一一介紹、剖析，還有實用的選購建議，讓讀者能夠聰明消費、安心使用。

　　本書最貼心的是在每篇文章最後都有「藥師小叮嚀」。例如，許多人認為營養素「補充越多越好」，但某些維生素與礦物質過量攝取反而可能帶來風險；而保健食品與藥物的交互作用更可能造成嚴重後果；保健食品不是藥品，千萬不可以試圖取代藥物。這些專業提醒，讓本書不僅是本保健食品指南，更是一把保障健康的智慧鑰匙。

我一直認為，藥師的專業價值不僅僅在於發藥，更要提供正確的健康資訊，幫助民眾做出最適合自己的選擇。柏名藥師在《歡迎光臨藥妝店》一書中帶領讀者真正認識保健食品，用更健康、更聰明的方式來維護身體健康。在此，我誠摯推薦這本書給所有關心健康、想要了解保健食品的讀者。無論你是保健食品的愛好者，還是想要關心自己的營養補充，這本書都將成為你最值得信賴的保健食品指南。希望每一位讀者都能透過本書，學會選擇適合自己的健康方案，活得更健康、更精采！

Part 1
能量補給
成分表

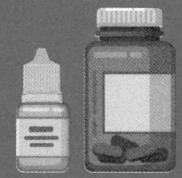

關於維生素的補充,藥師有話想說!

A:人體並非缺乏B群中所有的成分,所以不需要每一種都額外補充。
B:維生素D不足的人應多吃深綠色蔬菜。
C:益生菌是吃進腸胃裡面的,所以防護範圍不包含下陰部。

　　上面這三句話中,只有一句是正確的,但這些觀念都是我在藥妝店服務時,經常被民眾詢問的內容。有鑑於近年「預防醫學」意識抬頭,許多民眾時常審視自己的日常生活,希望在疾病出現之前,能夠透過事前預防以及自我照護,消弭疾病因子。

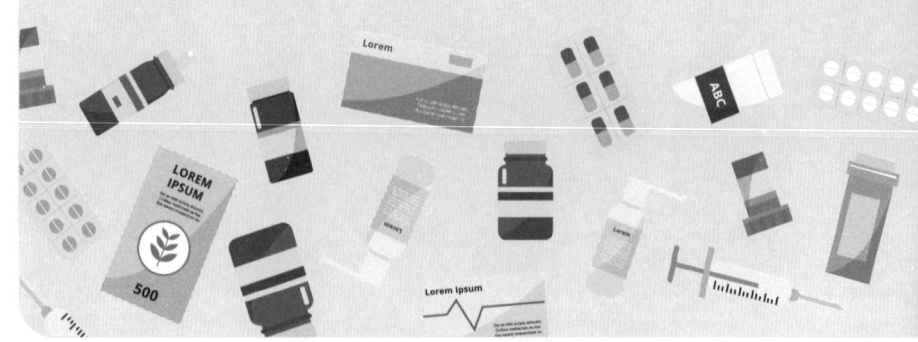

而這一輯中所介紹的基礎營養素,都是人體生理結構中不可缺乏的螺絲釘,也是藥妝店內銷售情況最好的產品。很多生活或飲食習慣不佳的民眾也頗有自覺,既然改不了生活習慣,乾脆就來額外補充平衡一下。之後六篇文章就是想要幫助民眾在網路購物、日常或是出國逛藥妝店之前可以對這些必要營養素有所了解,才是預防疾病、追求健康最根本也最重要的方法。

對了,大部分的B群都能經由食物攝取,只有某些特殊族群建議額外攝取。答案是A,你答對了嗎?

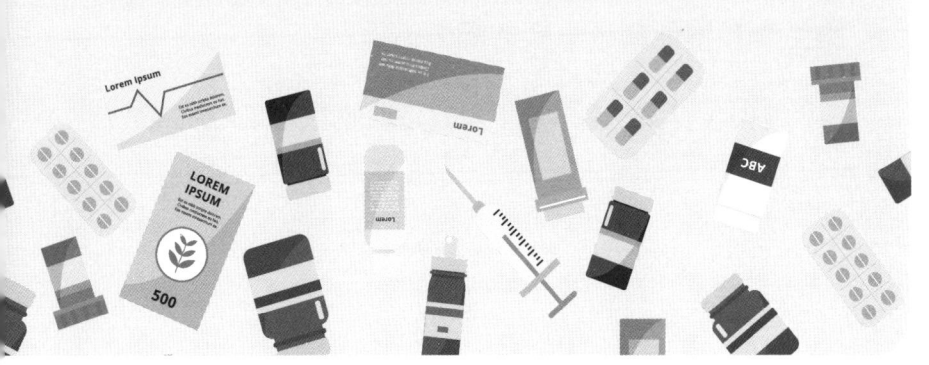

名牌不代表比較高檔
綜合維生素

　　過去在藥妝店上班時，曾經被民眾詢問：「藥師啊，我平常都是吃某一款的『綜合維他命』，我想要再多補充『綜合維生素』，你可以幫我推薦一下嗎？」這個問題讓我一時反應不過來，事後站在旁邊的藥師打趣地說，這就像是拿著可可牛奶問店員巧克力牛奶放在哪裡一樣。再者，雖然「綜合維生素」打著「綜合」的名義，但是裡面的成分卻像皇帝的後宮佳麗們一樣，有的特別受寵愛，有的特別不受待見。因此，大家在補充維生素的時候，可不要跟古裝劇的皇帝一樣偏心，要「雨露均霑」，身體才不會失衡，這一篇就想和大家聊一聊關於「綜合維生素」的話題。

維生素和維他命是一樣的嗎？

　　首先我要先正名，維生素就是維他命，英文Vitamin

的音譯是「維他命」,但是在醫學的定義裡,Vitamin是「維持生物體生存的必要元素」,因此簡稱為「維生素」,兩者其實是一模一樣的東西。要成為「維生素」有幾個必要條件,包含要具有「微量性」(所需要的量很少,但是在維持健康機能中扮演著重要角色)、「特異性」(一旦缺少身體就會出事)和「外源性」(身體無法自行產生)。簡單來說,人體無法自己合成,但身體一旦缺少了就會生病的東西,都可以稱做「維生素」。例如B群,原本稱作維生素B8的肌醇和維生素Q的Q10,因為不符合上述定義而被踢除,不能加入維生素大家庭。不過有些民眾會質疑,維生素D不是曬太陽身體就可以自己生成,為什麼它還叫做維生素呢?因為每個人對於陽光耐受度不一樣,有關安全的日照量也尚未確定,考量到過多紫外線有罹患皮膚癌的風險,還是將之視為維生素,可以透過外來食物攝取。

綜合維生素主要是各類水溶性、脂溶性維生素再加上常見的巨量和微量礦物質所組成。一罐綜合維生素裡面多半會有超過十五種以上的常見成分,像是維生素A、維生素B群、維生素C、維生素D、維生素E、維生素K、鈣、鎂、鐵、鋅、鉀、錳、磷、硒、鉻等。既然產品叫做綜合維生素,消費者攝取的目的當然就是補好補

滿,所以「原則上」成分的種類越多,劑量越接近每日建議攝取量,就越能夠當作購買的選項。

剛剛好就好的脂溶性維生素

　　以脂溶性維生素來說,主要有A、D、E、K四種,一般人除了較易缺乏維生素D,建議每天補好補滿之外,其他A、E、K三個成分都是「補剛好就好」,補充過量的話,脂溶性維生素會被儲存在身體脂肪內,並且可能出現中毒的症狀。維生素A是個一旦缺乏就容易產生夜盲症、乾眼症,並且影響基礎視力的維生素。成年人一天大概補充600-700微克即可,過多的維生素A會造成人體中毒,可能會引起顱內壓力增加、頭暈、噁心、頭痛、肌膚刺激、骨骼與關節疼痛、昏迷,甚至是死亡。維生素E,一般人不太容易缺乏,嚴重缺少可能會產生周邊神經病變及免疫反應受損。成年人建議一天的補充劑量是12毫克,維生素E過量中毒可能產生頭痛、噁心、腹瀉、視力模糊、性腺功能障礙或是尿裡面肌酸排出增加等,簡單的說,維生素E過量會影響腎臟與肝臟機能。

　　維生素K主要掌管身體的凝血功能,嚴重缺乏的話身體容易出血不止、瘀青等,但因為人體腸道細菌會自

行合成維生素K，因此一般人很少會有維生素K缺乏的情況。成年人一天維生素K建議攝取量為120微克，維生素K中毒可能會導致心臟、呼吸、神經系統多處受損，除非是天生缺乏維生素K或是醫師建議補充，否則不需要刻意補充。而國人比較容易缺乏的維生素D建議一天至少攝取600 IU（國際單位International Unit）或是15微克，缺乏維生素D身體除了鈣質吸收容易出問題，產生軟骨症、佝僂症等問題，身體免疫力也會變差，增加慢性發炎的機率。因此除了維生素D因為容易缺乏，建議補好補滿，其餘維生素A、E、K，除非是特殊疾病導致天生缺乏或是極度挑食的人，否則並沒有非得透過保健食品補充之必要。

一定要補，但要注意含量的水溶性維生素

常見的水溶性維生素包括維生素B群、維生素C。維生素B群是身體非常重要的輔助酵素，只要缺乏其中幾種成分，身體就會出現大狀況；而維生素C在人體中也扮演著很重要的角色，營養學建議每個人每天都要補好補滿。過去大家認為水溶性維生素補充過多只要喝水就會被排出體外，但如今這個觀念需要調整，雖然水溶性維生素不像脂溶性維生素，會被儲存在脂肪中以延長效

果，但過量的水溶性維生素對於有慢性腎臟病、腎結石或是新陳代謝功能差的民眾來說，仍會造成傷害。於是現在有些藥廠會透過化學結構進行修飾，把水溶性的維生素改成脂溶性的維生素，使其無法透過喝水來排除，所以認識維生素的特性也是很重要的一件事。

維生素C可以美白、促使膠原蛋白增生，強化身體免疫力，保護細胞不受到氧化傷害，建議每天補充。根據衛生福利部的膳食營養建議，人體每天至少要攝取100毫克的維生素C，但我覺得可以再多吃一點，只要一天不要超過1,000毫克都在安全範圍內，人體如果一次攝取大劑量的維生素C，吸收率反而會下降，所以少量多次補充比較適合。維生素C存在於很多蔬果之中，不一定要使用保健食品也可以輕鬆補充，一天只要攝取2份以上的蔬果，就可以獲取足夠的維生素C。像是一天吃3顆奇異果或是1/3顆芭樂，就能夠獲得超過100毫克的維生素C。腎臟功能不好的人不適合吃太多這些食物，每天補充維生素C的份量不要超過250毫克。另外，根據研究，抽一根菸會消耗掉25毫克維生素C，因此癮君子更要注意自己的維生素C補給分量。

容易缺乏又不能補過頭的B群

想要正確補充維生素，就要先知道自己最缺什麼成

分。根據衛福部最新的國民營養健康狀況變遷調查成果顯示，國人最缺乏的成分是維生素B6、維生素B9還有維生素B12，而這幾種成分都是跟神經發育相關的維生素B群成員，是人體不可或缺但也不可以補充過量的B群成員。以一個成年人而言，維生素B群的B9缺乏盛行率雖為0，但平均邊緣缺乏盛行率為13.6%，而B6與B12的缺乏盛行率則各自為10.8%與3.1%。B9又叫做葉酸，缺乏葉酸容易產生貧血的症狀，懷孕婦女如果缺乏葉酸，小朋友容易出現先天性的神經管缺陷，會造成脊椎和大腦發育不完全，成年人建議每天補充至少400微克的葉酸，但不要超過1,000微克，否則會提高身體癌化的風險。

維生素B6是一種體內缺乏就容易產生神經痛的B群成員，許多老人家的末梢神經痛成因就是源自於維生素B6的缺乏。根據衛福部的建議，正常人一天只要攝取2毫克B6左右就可以，不建議過多補充。根據研究，長期每日服用超過250毫克的B6，就可能出現中毒的現象，更大劑量的攝取（如超過每日1,000毫克）甚至有可能出現行走困難的狀況。如果缺乏B12的話，容易產生末梢神經麻痺的症狀，因此每天建議補充2.4微克。此外，近幾年陸續有不同研究指出，補充過多的B12可能會增加罹癌率，B12在人體中其實有一個「大水庫」，可以儲存1,000-3,000微克左右，而人體一天會消耗的B12不到3微克，因

此不用緊張兮兮認為每天都要吃到B12才行。至於其餘的B群成員，像是B1和B2，每天的建議量雖然是1-2毫克不等，不過市面上B群或綜合維生素常常看到高倍數的劑量，倒也不需要擔心，長期攝取對身體的影響有限。至於B5、B7這兩種，在臺灣只要有「固定進食」的人就不會缺乏，無須特別在意。

不被疼愛的礦物質

礦物質的部分，最重要的巨量礦物質就是鈣質，其次重要的微量礦物質是鐵和鋅。不過市面上許多綜合性產品，礦物質的量通常都沒有加滿，比起倍受寵愛的維生素系列，礦物質似乎受到冷落。綜合維他命的外盒有一欄「每日建議攝取量百分比」，維生素整排看下來幾乎都超過100%，反觀鈣質、鐵質以及男性朋友重視的鋅，常常連一半都不到，然而如果不想再額外多攝取單方保健食品，其實也很容易透過食物補充，可以從牛奶、小魚乾中補足不夠的鈣質。至於鋅和鐵，可以多吃點南瓜、深綠色蔬菜補足不夠的劑量。

綜合維生素種類越齊全越好嗎？

是！綜合維生素的種類越齊全越好！臺灣高齡長者每

天平均已經要吞掉8.5顆藥了，如果維生素東一顆、西一顆的加上去，可能都比飯還大碗，但是藥師還沒有看過市面上有一款綜合維生素是超過二十種成分，且每種都補足100%的，所以平常有在吃綜合維生素的民眾也會擔心，還需不需要另外購買單方保健食品？其實是不用的。除非是飲食很不均衡、天生有特殊疾病，或是醫師看了抽血報告後有特別提醒你找什麼來吃，否則綜合維生素應該就可以用來補上食物不足之處，而不用額外購買單方保健食品來補足綜合維生素的缺口。

吃綜合維他命可以降低失智？

近年來，罹患失智症有逐漸年輕化的趨勢，民眾對於腦部的保健意識逐漸抬頭。根據美國阿茲海默症和失智症期刊COSMO的研究發現，使用綜合維生素有助於減緩認知衰退，可以改善整體認知、情境記憶以及生活執行功能的提升。此外，他們也發現對於有心血管疾病的成年人來說，使用綜合維生素也可以減緩症狀惡化。《美國臨床營養學期刊》的最新研究也發現：綜合維他命有助延緩記憶力衰退。大腦是一個非常複雜的器官，其機能所牽涉到的因素非常多元，所以全方位把身體營養顧好對於大腦來說有一定的直接助益，譬如缺乏維生素B12的話，就容易出

現「類失智」的症狀。說到這裡,大家是不是該好好審視自己平常服用的「綜合維他命」了呢?

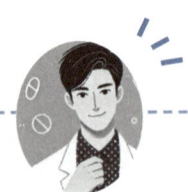

藥師小叮嚀

日常生活的保健食品補給中,綜合維生素是一個簡單、方便的選擇,但是市面上綜合維生素組成千百種,價格區間的差異也很大。建議大家在選購產品的時候,遵守最基本的一個原則:「選擇成分包含越多種類,且每種成分的劑量越接近成年人的每日建議攝取量,以及價格可以接受的產品」。

維生素界的偶像團體
維生素B群

　　從事藥師工作大多是和醫療相關從業人員相處，對話時常常無法察覺自己使用的詞語是不是「白話文」，對方是否聽懂了。有次我跟製作人在討論節目內容時說出這句話：「B群很重要的作用是『保護神經』和調整『生理機能』。」製作人笑著說：「我跟你打賭，民眾一定聽不懂你在說什麼！」我完全不相信這件事，於是問了電台同事，同事說「生理機能指的是『生理時鐘』嗎？」「我神經沒有亂掉，那還需要吃B群嗎？」我聽了實在是好氣又好笑，然而這也反映了一個事實，絕大部分的人都聽過B群，甚至天天認真吃B群，但對它的認識僅止於「吃了會有精神，所以不能晚上吃」，而這個說法其實只對了一半。我又問電台同事：「你知道B群吃過量會怎麼樣嗎？」同事回答：「不是多喝水就會排掉了嗎？」喔，又是一個NG的答案。說到底，就是大家對B群還不夠了解。因此這一章，藥師我必須要「下凡來」，介紹一下維生素

界最紅的偶像團體──B群，以及它們的十八般武藝。

從B1數到B12，為什麼只有8個是維生素？

B群事實上是一種「輔酶」，酶就是酵素，輔酶就是具有輔助效果的酵素。所以他們就是一群輔助身體新陳代謝的大臣，雖然名義上是輔助，但是缺一不可，身體一旦缺乏，就會造成許多症狀，常見的B群主要是B1、B2、B3、B5、B6、B7、B9和B12，那你可能會想要問，其他的數字都去哪裡了呢？其實B4、B8、B10和B11一直都存在我們的身體之中，只是沒有辦法被稱作「維生素」。要被稱作「維生素」必須要有幾個條件：要具有微量性和特異性、身體無法自行產生性。也就是人體只需要少少的量，不過一旦身體沒有就會「難以維生」。像俗稱B8的「肌醇」，是一種人體必需的營養素，但不具備維生素的必要條件，所以無法加入維生素B群的行列。因為B群的食物來源很廣，只要遵循衛福部的建議，均衡攝取六大類食物就不會缺乏，但是「均衡飲食」這個原則卻很難被達成，因為每個人飲食習慣不同，加上又有宗教或是習俗的影響，想要從食物中完整獲取B群，對很多人來說是一件很難的事。

B群到底是什麼？

知己知彼，才能百戰百勝。維生素B群大家幾乎人手

一罐，絕對有必要知道B群大家族裡面幾個成員的作用和特色，這樣當身體出現B群不足的症狀，才知道要怎麼買、如何補、補多少。另外，過往大家都認為吃過量只要多喝水就沒事，這個觀念可無法套用在所有的B群成員身上。

B1是一個關係到神經和心臟的維生素，也關係到酒精代謝。B1大多都存在於全穀類食物、堅果類、豆類或肝臟中。如果人體缺少B1的話，就很容易出現腳氣病。所謂腳氣病其實跟腳沒有關係，而是神經和心臟的症狀，包含精神委靡、感官衰退、心律不整等問題，1999年宜蘭某拘留所就曾經爆發過集體腳氣病事件，共有80個病患，其中有3個人死亡，沒錯，就是因為缺少B1這個小小的輔酶，而造成了大問題。

B1也是協助代謝酒精的好朋友，不過，攝取酒精會讓身體合成的B1變少，形成一種負回饋，就是酒喝越多B1越少，但B1越少，酒精越難被代謝，所以市面上很多解酒錠都會加上B1。如果你不想要多花錢購買解酒錠，可以直接吞服B群解酒嗎？市面上的解酒錠除了B1之外，往往還會加上降低酒精吸收以及保護肝臟、降低乙醛傷害的成分，因此吃解酒錠有時會比單吞維生素B群的效果更好。另外酒精成癮的人，在戒酒時也會因為B1不足，產生走路不穩、搖搖晃晃的症狀，所以在戒酒期間記得也要多補充B1。一般來說B1一天攝取量只要1-2毫克就已足夠，市面上很多產

品劑量可能都達到30毫克以上，其實B1是比較不需要擔心過量的維生素，一天只要不攝取超過100毫克都很安全。

　　B2又叫做「核黃素」，你大概可以猜想它的來源是雞蛋黃，也就是卵核，也可以推測它應該是黃色的。沒錯，通通都對，如果你吃了B群後發現尿尿變黃，就是因為吃下去的B群裡面含有B2。但如果尿液沒有變色，也未必是吃到假貨，趕緊翻到成分表，看看這款是不是沒有加B2。人體如果缺乏B2的話，可能會出現脂漏性皮膚炎，也容易產生口角炎，眼睛周圍也較容易產生眼瞼炎，這也是為什麼很多眼藥水會添加B2的原因。一般來說，一天吃2毫克的B2就已足夠，有研究指出每天攝取400毫克持續達三個月，對於偏頭痛發作的天數、持續時間、頻率和痛感都有所改善，不過同時也可能產生一些腸胃道症狀，像是噁心或是腹瀉、腹痛。

　　B3又叫「菸鹼酸」，主要跟皮膚屏障功能還有膽固醇代謝有關，在皮膚方面，因為可以改善毛孔、膚色和細紋等問題，所以很多保養品都會添加維生素B3的衍生物，就是「菸鹼醯胺」。菸鹼醯胺可以調控皮脂腺分泌、促進神經醯胺的合成來增加皮膚保水功能，還可以抑制黑色素的傳遞，是現下很流行的成分。另外2024年有研究指出，在動物實驗中，攝取大劑量B3可以降低肝癌的風險，因為B3可以調控免疫T細胞，誘導免疫系統產生抗腫瘤效果。如果身體缺乏維生素B3，可能產生情緒焦躁、腸胃不舒服、

拉肚子等症狀。衛福部建議，每人一天可以補充約14-16毫克。不過B3其實是一個不能攝取過高的維生素，攝取超過50毫克就可能會出現「熱潮紅」現象，也就是全身發熱散不去，所以在吃火鍋、薑母鴨前，盡量不要吃大劑量的B3。

B5一般不會在B群產品裡面直接被看到，而是以「泛酸」或「泛酸鈣」的名稱出現，一般人對它比較不熟，是因為人體中很少缺乏B5，之所以叫泛酸就是因為能夠攝取到B5的機會相當廣泛，不需要刻意補充。泛酸有另一個同成分、但不同化合型式叫做「泛醇」，是一個常存在皮膚中的保水成分，許多水性精華液都會添加泛醇，經由擦拭可以讓皮膚水噹噹，是透過口服來吸收的泛酸，較難達到的效果。

B6是很重要的B群成員之一，人體很多神經傳導物質需要有B6才能合成，如果缺乏B6的話，身體可能出現腳無力或是神經發炎的狀況，缺乏B6的症狀也會反映在皮膚上，包括脂漏性皮膚炎或口角炎。B6也可以協助色胺酸轉換為血清素，有足夠的血清素身體才能產生褪黑激素，所以B6不足的人，可能也有睡眠問題，血清素不夠的話心情也會大受影響。根據建議每人一天只需要補充2毫克B6，如果覺得想要多補充一點也無妨，只要不要超過80毫克即可。若有使用肺結核抗生素異菸鹼醯胼錠（Isoniazid）或是化療藥5FU，醫師也會建議適當補充B6，因為這兩種藥物的副作用是周邊神經炎，患者的腳可能會出現麻木或刺

痛等症狀，透過補充B6可以緩解藥物的副作用。

B6補充太多也會出現神經發炎的情況，根據研究，長期每日攝取超過250毫克甚至更高的維生素B6，都會造成中毒現象，所以不要因為覺得B群是水溶性維生素就能無限制的攝取。像是使用帕金森氏症藥物治療的患者，就要特別留意B群的攝取量，服用藥物治療期間，尤其需要注意維生素B6的攝取量。過量攝取B6可能會影響帕金森氏症藥物的療效。因此我要提醒想補充維生素的民眾，在使用藥物期間諮詢醫師或藥師，確定符合自身需求的維生素攝取量。

如果你研究過B群的成分標示，會看到其中有個東西叫做「生物素」，聽起來就像是某種生物激素，這就是B群裡面的**B7**。這是一個跟身體毛髮、指甲合成有關的維生素，很多市面上的護髮、護甲產品裡面也有添加生物素。不過在臺灣，缺乏維生素B7的情況非常少見，不需要特別補充，反倒是藥師想要特別提醒，如果有抽血、驗尿的檢查計畫，而你所吃的B群裡面B7含量比較高的話，建議抽血驗尿之前先停用B群幾天。根據美國食品藥物管理局的建議，如果一天攝取超過30微克的B7，可能會明顯干擾部分檢驗項目，讓真實的數據無法呈現，看起來很漂亮的檢驗數值，實際上是受到B7干擾的結果。

B9就是俗稱的「葉酸」，主要跟人體的造血功能有關，身體裡面的紅血球細胞需要靠B9和B12來製造並且分化

形成紅血球,所以無論缺少哪一種,都有可能會造成「大球性貧血」,意即紅血球體積看起來很大,卻中看不中用,由此可見葉酸的重要性。此外,葉酸也是媽咪從備孕到臨盆期間最不可缺的維生素,葉酸對於小寶寶的神經發育有著重大影響,如果媽媽體內缺乏葉酸,小寶寶可能因此出現神經管缺陷,脊椎和大腦的發育也可能出現問題。根據衛福部建議,成年人一天至少要補充400微克的葉酸,最大劑量建議不超過1,000微克。藥師要特別提醒,如果家裡有洗腎病人,醫師會開立醫療級的葉酸,這其中一顆就含有5毫克,也就是5,000微克的含量,請不要因為覺得都是葉酸就拿給孕婦服用。除了洗腎或天生葉酸缺乏的人,健康的人如果每天大劑量補充葉酸可能導致葉酸中毒,甚至增加身體癌化的機率,所以需要再次強調,不要因為葉酸是水溶性維生素可從尿液排出就大劑量服用,以免對身體造成危害。

B12是造血和神經重要的角色,如前所述,缺乏B12會造成大球性貧血,許多老人家會因為維生素B12攝取不足,導致末梢循環不好而感到手麻、腳麻,甚至出現類似失智的症狀,由此可知,對於高齡者來說B12特別重要。加上B12的來源大部分是動物性食物,茹素的老人家尤其應該注意補充。根據衛福部的建議,成年人一天可以攝取2.4微克的B12,原則上超過一些也無妨,但是超過產品建議劑量就不行,過去認為某些癌症患者體

內的B12不足，但在2022年的研究發現攝取過量的B12，可能會提升罹患肺癌的風險；不過2024年的研究也提到罹患癌症的風險因子太多，雖然B12濃度過高看似和某些癌症有關聯，但是如果加入更多因子來考慮，不應如此斷言。最好的做法還是依照衛福部的建議適量補充。

萬一B群不是水溶性的話

經由政府認證的B群產品可以按照建議劑量安心吃，即便稍微超過衛福部的建議劑量也不需要太擔心。前面講到在大部分人認知中，B群是水溶性的，多喝水就可以排出。但萬一有些成員不是水溶性的呢？市面上有些廠商，為了讓成分停留在體內更久，會在化學結構上面進行調整，像是把B1做成半脂溶性或脂溶性，就可以讓儲存在體內的成分慢慢釋出，不會很快被代謝掉，延長成分的效果。不過需要注意的地方是如果攝取過多，就有可能出現中毒現象，再加上它是脂溶性，身體不容易排除，也容易造成肝臟功能下降，如果出現副作用的話，症狀也會持續比較久。我想，廠商的原意是希望讓使用者能夠更有效率的補充維生素，也提供了建議劑量，民眾只要確認該產品是不是適合自己食用即可。

吃了會提神，所以不可以在晚上吃？

很多人認為B群是用來消除疲勞、提振精神的，所以

想打跑睡魔的時候來一顆就對了。這個說法其來有自，像維生素B1能促進分解肌肉中所積存的乳酸，消除疲勞，因而會有吃B群精神好的說法。但聽完藥師前面的介紹，你應該會發現，B群成員很多都和神經、造血功能相關，只要神經和造血功能完整，人自然不會病懨懨的，看起來精神飽滿，這是不是就代表吃了B群會讓人睡不著，所以不可以晚上吃呢？當然不是！其實，B群的重點功能是安定神經，套句中醫的話，可以讓我們精氣血都順暢，一個人如果神經不安定，除了會容易感覺疲累，更是寢不安席、食不甘味，一旦身體的神經系統穩定，內分泌系統也會跟著穩定，無論是工作、學習、睡眠都可以獲得較好的品質，因此不要再說不可以晚上吃B群了。然而到底什麼時候吃B群的效果會比較好呢？其實因為大部分B群成員是水溶性的，不會受到食物油脂含量影響，什麼時候吃對於B群吸收和效果影響都不大，固定時間、吃對劑量比較重要。

學會看成分表很重要

　　學會看保健食品的營養標示真的很重要！一般人購買的B群產品後面都會有營養標示，寫清楚這罐B群由哪些B群成員所組成，各自有多少劑量。此外，成分表裡面還有一個很重要的資訊，叫做「每日參考值百分比」，舉例來說，某牌B群內的葉酸有800微克，由於衛福部的參考劑量是一天400微克，所以在每日參考值百分

比這欄就會寫上200%，代表是常用建議補充量的兩倍。因為現代人很常左手拿B群、右手拿綜合維他命在吃，偏偏又記不住每天的參考劑量，這時候就可以用這個方式來計算自己每天吃的劑量是否合理，或是用來判斷你買的產品中，成分的含量、比例是不是適合自己使用。除此之外，也要看清楚該吃幾顆，以藥品級的B群「合利他命」為例，因為裡面的劑量已經超越保健食品，達到藥品基準，因此民眾更應注意。像「日本版」合利他命成分標示表上面是寫「三顆」的含量，而「臺灣版」合利他命成分表則是「單顆」的含量，所以並不是日本買的產品具有三倍的濃度，所以日本版的比較好，而是標示的方法不同，其實裡面含量是一模一樣的。

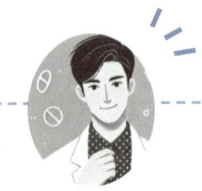

藥師小叮嚀

市面上的B群產品選擇非常多，針對不同族群也有不同的設計：給老人家的通常會著重在B1、B6和B12；產婦或備孕女性的會特別加強葉酸B9；而年輕人適合的是什麼都有、劑量平均的產品。購買之前一定要看清楚才不會「失手」。建議民眾一定要學會看營養標示，才能判斷手上拿的是不是一罐適合自己使用的保健食品。

吞C可以治感冒？
大錯特錯！
維生素C

　　很多古裝劇中會出現「下毒」的橋段，尤其「鶴頂紅」可說是曝光度最高的毒藥榜之首。鶴頂紅俗稱「砒霜」，化學式是三氧化二砷，但這和維生素C有什麼關係呢？在藥妝店上班的時候，曾經有民眾在購物的時候問我：「藥師，我看網路說維他命C不可以跟蝦子一起吃，否則會中毒喔？這樣是不是就不要吃檸檬魚了？也不要在海鮮上面擠檸檬汁？」我查了一下，的確很多海鮮都含有砷，大量的海鮮加上維生素C的確有可能產生所謂的砒霜。但是讀者們也不用擔心，衛福部已經出面解釋，這個情況必須要一次吃下50公斤的蝦和大量維生素C才有可能發生。當時我聽到這個網路謠言，只覺得有夠「蝦」！維生素C是藥妝店內購買率前三名的搶手商品，但不是拿來配海鮮的啦。民眾到藥妝店購買維生素C不外乎有幾個原因：「想要預防／治療感冒」、

「想要美白」、「想要更多膠原蛋白」。但，維生素C真的有這麼神嗎？這一章將為大家揭開維生素C的神秘面紗。

維生素C有這麼神奇嗎？

很多民眾認為維生素C可以治療感冒，但事實上，流感的病原體是病毒，一般感冒症狀則可能是細菌引起的，對付病毒藥要用抗病毒藥，對付細菌則是要用抗生素，維生素C不可能殺死流感病毒或細菌，更不可能治療「感冒症狀」。但是臨床上已經有不少實證，證實維生素C有提升免疫力的效果。維生素C除了是很強的抗氧化劑，可以保護細胞不受到氧化傷害，還可以刺激一種白血球，讓免疫中性球可以很快地跑到感染部位，吞噬外來病原體。所以雖然維生素C沒有辦法直接殺死細菌或是病毒，但可以加速身體的自我防衛功能，讓感冒快點好起來，對於加速康復可是大有助益。

維生素C是美白聖品，它的功能是運用自身強大的抗氧化力來達到美白效果。所謂的「抗氧化」，其實是犧牲自己，把自己氧化，才能讓其他細胞「抗氧化」，也就是產生了「還原」的效果。皮膚的黑色素主要存在於「表皮層下方、真皮層上方」，當維生素C在這些地方碰到黑色素的時候，就會發揮抗氧化的能力，把「黑色

素還原」，而黑色素一旦被還原就不再是黑的了，皮膚自然就能變白皙。講到這裡還可以延伸出另一個觀念，如果想要變白，維生素C究竟要用吃的？還是擦的效果比較好？從前面的說明，大家應該可以知道，在維生素C發揮美白功效的過程中，很重要的一點是讓維生素C接觸到黑色素，而黑色素主要出現在「真皮層上方、表皮層下方」，然而人體的表皮層中是沒有血管通過的。所以如果用吃的，吸收進去的維生素C會在腸胃被吸收，透過血液流經全身，可是沒有辦法在血管接觸不到的地方發揮效果；如果改用擦的就可以經皮膚表皮吸收，接觸到皮膚表面的黑色素。順帶一提，這也是為什麼香港腳和灰指甲藥品會建議用擦的，因為吃進去的藥，未必能夠透過血液傳送，接觸到黴菌細胞，用擦的反而能有效接觸到目標。

年輕人的皮膚可以這麼Q彈就是因為有著滿滿的膠原蛋白。而膠原蛋白的合成，絕對不可以缺少維生素C，否則補充再多原料也無法生成。除此之外，維生素C還可以保護人體已經存在的膠原蛋白，避免因為氧化所造成的膠原蛋白流失。所以動完手術或者是皮膚有傷口的人，我也建議每天都要補充足夠的維生素C，除了可以促進膠原蛋白合成，讓傷口癒合比較快，也可以降低傷口受到氧化破壞，還可以提升免疫力，啟動身體的自我防護功能。

維生素C

適應症狀：抗氧化、增進美白。促進膠原蛋白的形成，幫助傷口癒合，增加對受傷及感染等壓力的抵禦能力。

每日建議攝取量：至少攝取100毫克，不超過1,000毫克。

維生素C就要這麼吃

根據衛福部的膳食營養建議，人體每天至少要攝取100毫克的維生素C，其實我覺得可以再多吃一點，一天不要超過1,000毫克都屬於安全範圍。維生素C存在於很多蔬果之中，不一定要仰賴保健食品也可以輕易獲得補充，一天只要攝取兩份以上的蔬果就可以獲取足夠的維生素C，譬如一天吃三顆奇異果或三分之一顆芭樂，維生素C含量就已經超過100毫克。至於應該要一次補充足量？還是要分次補充比較好呢？人體如果一次攝取大劑

量的維生素C，吸收率反而會下降，所以少量多次補充維生素C比較適合。市面上維生素C動輒一顆500、1,000毫克，與其這樣補充，不如三餐飯後都補個100毫克，吸收效果會來得更好。因此在購買產品之前，建議民眾先看清楚營養標示。

時常有民眾詢問我：「水溶性的維生素是不是多喝水就沒事？」「什麼人不適合補充維生素C？」維生素C主要經過腎臟代謝、尿液排除，所以腎臟功能不好的人，的確不適合補充太多。另外，維生素C在身體代謝後會形成草酸，有可能會和體內的鈣結合成草酸鈣，如果有腎結石的人，也不建議大量補充維生素C，雖然並非有絕對相關性，但還是小心為上。身為藥師的我建議有腎功能問題，或結石病史及風險的人，維生素C的補充量一天不要超過250毫克。最保險的做法，還是在購買前跟藥師討論。

什麼人需要多補充C？

癮君子注意囉！每抽一根菸，就會破壞大約25毫克的維生素C，因此美國醫學會建議抽菸者每天要比一般人多補充35毫克的維他命C。術後或是有傷口的人，建議一天可以吃到500毫克以上的維生素C，以協助傷口復原。另外，許多愛美女性會安排施作醫美療程，這時候

我會建議療程之後可以同時利用吃和擦的方式來攝取維生素C，一方面幫助傷口復原，一方面幫助膠原蛋白增生，又可以防止變黑，一舉數得。一般口服維生素C建議補充量介於500-1,000毫克之間，而擦的就沒有限制，畢竟皮膚能夠吸收的份量本來就很有限。

天然？合成？哪個比較好？

至於維生素C是不是「天然欸尚好」，答案是不一定喔！市面上大部分的維生素都是合成的，而且天然跟合成兩種在吸收和利用上幾乎沒有差異，其中化學合成的好處是可以精準確保維生素的品質以及含量，成本也低很多，前面提到吃1/3顆芭樂就可以補足100毫克的維生素C，如果維生素C產品全部都要用天然萃取製成，製作成本就會變得非常高，而效果也不見得比較好，因此我建議大家可以放心的使用合法合格廠商所製作的化學合成維生素。

發泡錠比較好嗎？

至於維生素C的各種劑型，像是粉劑、錠劑、發泡錠、緩釋錠等，究竟哪一種比較好呢？其實以溶解和吸收來說，發泡錠是最好的，因為吃到肚子裡面的錠劑未必會完全溶解，有時候來不及溶解吸收就直接被身體排

出。不過發泡錠一來比較貴，二來鈉含量比較高，所以不建議有慢性腎臟病的人使用。而緩釋錠的優點是藉由它慢慢釋放的特性，讓身體可以慢慢的吸收，如果想要少量多次補充，就可以直接使用緩釋錠，但缺點是價格比較貴。然而維生素C的取得比較容易，民眾未必需要花大錢。另外有些家長會選用維生素C軟糖給小朋友，這時特別需要注意糖份的攝取，盡量選擇單顆劑量就能直接補足的產品，以免攝取進過多的糖份。

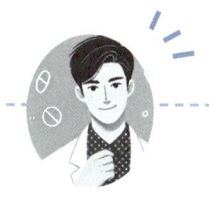

藥師小叮嚀

雖然廣告上說「熱熱喝，快快好」，但是如果裡面有維生素C，遇到熱就是會失效，這點不能不注意。所以如果想要泡維生素C飲品，或是想要來杯檸檬汁補充維生素C，一般來說都會建議溫度要低於50度，因為超過70度維生素C就會大量的流失，因此50度以下才是補充維生素C最適合的溫度。另外，雖然維生素C對於大部分的民眾都有助益，但若是慢性腎臟病友，或是腎臟健康狀態不是很理想的民眾，在使用維生素C之前，建議和醫師或是藥師溝通過再使用唷！

一般人不知道自己很缺乏
維生素D、鈣

　　BBC曾刊登一則新聞〈北方人較容易罹患失智症〉。愛丁堡大學的科學家根據地理和人口分布進行疾病調查，赫然發現北方人罹患失智症的比例高出南方人許多。不只如此，北方人一般塊頭都較高大，但是根據統計，歐洲最北的斯堪地那維亞半島的髖部骨折發生率是全歐洲最高的。科學家探究可能原因，始作俑者竟然是「太陽」，因為地球自轉軸傾斜以及地球繞太陽公轉，都影響了陽光直射的位置，造成北方冬天的夜晚又冷又長，少了陽光，好處是較不會受到紫外線影響，不易曬黑，但是壞處是身上的維生素D容易不足，進一步造成骨折以及提高罹患失智症的風險。

為什麼國人如此缺乏維生素D？

　　衛福部每隔四年就會針對國人的維生素、營養素、

礦物質進行調查。根據最近一次的統計資料顯示：在常見的維生素A、B、C、D、E之中，國人最缺乏的就是維生素D，臺灣在所有年齡層中，不分男女通通沒有達到建議的攝取量，唯一有達到七成建議攝取量的，竟然是一到三歲這個族群，四歲以上的人維生素D通通攝取不足。若平日沒有固定攝取維生素D，那麼日照就是很重要的來源。跟歐洲一樣，一旦遇到冬天，國人身上的維生素D不足就會增加。報告中也指出，鈣質是國人攝取狀況最差的礦物質，四歲以上的國人鈣攝取量都沒有達到建議攝取量，和維生素D一樣，攝取狀況最不好的是青少年男女，其次是老人家，到這裡我們可以得到一個小小的結論，如果國人要補充維生素，首先最該補充的就是維生素D和鈣質。

維生素D和鈣質在人體中彼此息息相關，鈣質不夠的話容易骨質疏鬆，牙齒不穩固，或罹患佝僂症、軟骨症，同時還會影響到心臟的跳動、肌肉的收縮、皮膚、泌尿系統等。維生素D的主要作用之一是維持身體的鈣平衡，吃進身體的鈣如果沒有維生素D就只會待在血液裡面，無法進到骨骼裡面補充，所以一樣會出現上述缺鈣症狀。除此之外，細胞的調節能力也會變差，身體比較容易發炎，免疫系統低下，容易罹患心臟血管疾病。此外，憂鬱症、慢

性疲勞、癌症,甚至失智症也被認為是跟維生素D不足有關。

維生素D該怎麼補充？

維生素D的獲得方式,最簡單是來自於食物,一般來說豬肝、魚肉、雞蛋、菌菇類的食物都是很好的維生素D來源,或者也可以透過保健食品來補充。根據衛服部國人膳食營養素參考維生素D攝取量,建議從出生到五十歲以下的民眾,每日足夠攝取量為10微克（400 IU,國際單位）,五十一歲以上每日建議量為15微克（600 IU）,一歲以下小朋友每日攝取量以25微克（1,000 IU）、成人以50微克（2,000 IU）為上限。因為市面上的產品可能會選用兩種單位的其中一種作為標示單位,大家可以仔細看一下自己家裡的產品是以什麼單位來標示。

曬太陽也是獲得維生素D的一種方法,在有太陽的時候,每天到外面露出四肢和頭部,曬個十到十五分鐘,就可以讓紫外線刺激身體生成維生素D。不過說來容易做到難,像臺灣北部時常陰雨綿綿,本來就不太容易天天都曬到太陽,到了冬天尤其困難,而且很多人為了預防紫外線,出門都塗著厚厚的防曬,基本上只要SPF數字超過8,就很難藉由曬太陽來獲得足夠的維生素D。對老人家來說,想要透過曬太陽這個方法更加困難,因為老人家皮膚

上的紫外線受器隨著年紀老化而退化,透過曬太陽獲得維生素D的上限大概僅為年輕人的三分之一,所以並不是曬越久就能獲得越多。之前我曾遇到過一位老人家,她在遭遇骨折之後認真補充鈣質,然而還是骨質疏鬆,這讓她非常氣餒,後來我發現她除了不愛出門,家裡面的窗簾又總是拉上,使得整個家裡面十分昏暗,於是我建議她直接補充維生素D,骨鬆的狀況竟獲得了改善,可見得維生素D對於鈣質吸收之重要性。

維生素D

適應症狀:增進鈣質吸收,維持血鈣平衡,幫助骨骼與牙齒的生長發育,保護心血管、降低癌症發生及死亡率、調節胰島素濃度或維持穩定的情緒。

每日建議攝取量:一到五十歲為400 IU,五十歲以上為600 IU,每日最大攝取為2,000 IU(美國Institute of Medicine建議每日安全上限為4,000 IU)。

補充鈣質看這裡

　　想要補充鈣質可以從飲食或是保健食品獲得，由於國人經常從牛奶或其他的飲食中獲取鈣，因此若是想要選擇鈣的保健品，建議可以先扣除飲食中較為大量的攝取，像是牛奶製品，再評估自己需要額外補充多少鈣質。根據衛福部建議，一到三歲兒童一天至少補充500毫克的鈣、四到六歲為600毫克、七到九歲為800毫克、十到十二歲為1,000毫克、十三到十八歲為1,200毫克、十九歲以上為1,000毫克。由於攝取過多的鈣也容易造成結石、血管鈣化或是心血管疾病的問題，所以根據政府所建議的上限量，零到六個月每日總鈣攝取量不要超過1,000毫克、七到十二個月不要超過1,500毫克、一般孩童及成人包含孕婦及哺乳婦女不要超過2,500毫克，以避免鈣攝取過多的副作用。

　　其實大家可以不用太擔心日常飲食會造成鈣質超標的情況。以食物來說，牛奶的含鈣量每100公克差不多含有100毫克的鈣質，很好記；豆漿的話，每100公克大概有14毫克。其他食物來說，每100公克裡面所含的鈣質最多的是小魚乾，裡面有2,210毫克；再來是黑芝麻有1,354毫克；豆干也不錯，有685毫克；起司也有573毫克。不過一般來說每天要吃到這麼多的小魚乾、黑芝麻、豆干有一點困難，所以大部分的人還是以牛奶為主要的鈣質補充來

源,然而即便是成長中的青少年或老人家,想要全都靠牛奶來補充鈣質,其實不容易一天喝到1公升,再加上有些人有乳糖不耐症,這時直接補充保健食品可能是更好的選擇。

怎麼挑選適合的鈣質補給?

其實補充保健食品的鈣也有不少學問,常見鈣片包含碳酸鈣、磷酸鈣、檸檬酸鈣、醋酸鈣、乳酸鈣、葡萄糖酸鈣、胺基酸螯合鈣等,不同形式的鈣質含量和吸收率都不同,因此吸收總量也不一樣。以吸收率來說,胺基酸螯合鈣最高,大約80%,但它也是產品中鈣含量最低的;碳酸鈣的鈣含量雖然高達四成,但是吸收率可能只有25%左右。碳酸鈣和磷酸鈣都會受到胃酸溶解影響,應該在飯後服用,以增加鈣元素的溶解吸收。檸檬酸鈣被證實溶解度不受pH值影響,可空腹使用,亦適合胃酸分泌較少或服用胃藥之病人。乳酸鈣及葡萄糖酸鈣含鈣元素量較低,約為13%及9%,所以不是鈣質補充首選。鈣吸收率和攝取鈣離子的總量有關,身體攝取鈣離子的一次最大吸收量為500毫克,因此如果想要攝取1,000毫克鈣離子,則建議分成兩次以上補充。各種化合物的鈣,除了鈣含量和吸收率有所差異之外,pH值也不太一樣,像碳酸鈣會與胃酸產生大量二氧化碳,

如果是容易打嗝、脹氣、腸胃敏感的人，可挑選其他如海藻鈣等補充品，如果是對奶類過敏的人，就不太建議使用乳酸鈣，民眾可以先請教藥師後再決定要使用什麼產品。

鈣質

適應症狀：維持骨骼與牙齒的正常發育以及健康，有助血液凝固、協助心臟肌肉收縮等功用。

每日建議攝取量：一到三歲兒童至少補充500毫克的鈣、四到六歲為600毫克、七到九歲為800毫克、十到十二歲為1,000毫克、十三到十八歲為1,200毫克、十九歲以上為1,000毫克。

維生素D2和D3

提到了維生素D，你可能也會對D2和D3有一點印象，這是維生素D的兩種結構形式，從動物性食物中所攝取到

的主要是維生素D3,而從菇類獲取到的則是維生素D2。這兩種D的形式在人體中最主要的差別是轉換率,因為這兩種D都必須要先經過代謝,變成活性型態的維生素D才能夠被身體所利用。根據實驗,維生素D3在人體內的轉換效率比維生素D2好,比較能夠提升有活性作用的維生素D;一般的素食者只要不挑食,**攝取足夠的菇類也可以得到補給**。不過在此有一個重點,其食用的菇類必須要曬過太陽,一般來說每100公克的香菇曬過太陽15分鐘之後可以產生大概400 IU的維生素D2,沒有曬過太陽的香菇維生素D2含量不高。所以藥師要教授一個小撇步,「跟著你的香菇一起曬太陽」,再把它吃下肚,你的維生素D就不會不夠了。

維生素D3會造成失智?

跟大家分享一則有趣的新聞,2022年國家衛生研究院一篇動物研究指出:如果給予大量的維生素D會增加老鼠的失智風險。所以儘管缺乏維生素D罹患失智風險較高,但民眾也擔心,如果老人家補充太多維生素D會不會造成失智。後來研究團隊出面說明釐清,研究中所使用的是「活性維生素D3」,與一般民眾攝取的維生素D補充劑不一樣;而且透過健保資料庫分析發現,雖然高齡長者**攝取**

過量活性D3會有較高機率罹患失智症,也不能因此推論攝取維生素D3會導致失智症。至此需要在這裡說明一下,「維生素D3」跟「活性維生素D3」是不一樣的,再者,國人其實普遍缺乏維生素D,只要不超過建議上限量,也就不需要擔心有風險。

攝取過量會怎麼樣?

如果維生素D和鈣質攝取過量會怎麼樣呢?由於維生素D是脂溶性維生素,過量服食沒有辦法透過喝水排除,一旦攝取過多的維生素D,血中的鈣就會提升,過量的血鈣會傷害腎臟,另外骨骼可能會脆化、容易產生骨折,更可能會有噁心、嘔吐等現象。鈣質攝取過多的話,骨骼一樣會脆化、增加骨折風險,在腸胃部分可能會造成消化不良,另外也會影響心臟跳動,因為體內電解質失衡導致腎衰竭,而長期攝取過多的鈣也會影響其他礦物質像是鎂和鋅的吸收,對身體反而沒有好處。所以鈣質跟維生素D的補充,過猶不及都會造成一定的健康風險,建議民眾在補充之前可以先諮詢藥師,聽取專業的建議。

文章一開頭就講到維生素D不只跟鈣有關,和各式各樣的生理機能更是有著密不可分的關係。目前已經有不少研究指出,適量的維生素D除了增進鈣質吸收,在保護心

血管、降低癌症發生及死亡率、調節胰島素濃度或維持穩定的情緒等都有其作用。和補充其他維生素一樣，只要能夠維持足夠濃度，身體維持穩定運作，自然就會少了很多病徵症狀。既然國人身體非常缺乏，那我們就妥善的補，希望下次衛福部的調查報告出來時，我們已經不再是缺D、缺鈣的那一群人了。

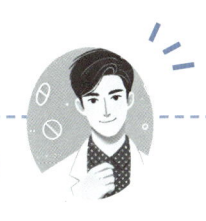

藥師小叮嚀

一般人無法知道自己身上是否缺少維生素D和鈣質，醫師也無法從外在診斷，唯一的方法就是透過抽血檢驗看數字最準確，特別是老人家，建議每年健康檢查都要注意是否有檢驗骨鬆以及維生素D的項目。另外，就算醫師有開立骨質疏鬆的藥物，像是福善美（Fosamax）和鈣穩（Evista），但這些藥物中都不含鈣質以及維生素D，所以吃了藥之後，每天還是要記得補充維生素D和鈣質喲！

存在感薄弱，
但對於健康非常重要
微量礦物質

　　如果你是高級食材的愛好者，應該知道有些高級的甜點、巧克力或是酒類會加上金箔作為點綴，但黃金真的可以吃嗎？告訴你一個有趣的事實，黃金是衛福部核可的一種「食品添加物」，而且《本草綱目》早有記載：金有安神、去風、鎮靜等功效。所以吃黃金是絕對沒有問題的。但在經典小說《紅樓夢》中，尤二姐面對惡毒的王熙鳳，受盡各種折磨，最後絕望吞金自盡，這種橋段可能也令人感到困惑，「難不成黃金是有毒的嗎？」其實黃金本身無毒，但是食用太多會讓身體沒有辦法消化，因此吞服了大塊金子後會導致消化道阻塞，最後可能造成腸道破裂而死。這個道理跟人體所需的許多礦物質一樣，只需要少少的量即可發揮作用，一次吃太多，反而會增加身體負擔。

什麼是微量礦物質？

　　人體內的礦物質可以分成兩種，一個是「巨量礦物

質」，一個是「微量礦物質」。所謂巨量礦物質，並不是指礦物質分子結構很大，而是身體每天的需求量很高，扣除掉碳、氫、氮、氧四大構成生物體的基礎元素之外，人類每天必須要額外大量攝取的礦物質，有鈣、磷、鉀、鈉、鎂等等。我們以鈣作為例子，一個人一天的鈣質建議補充量，成年人來說大概需要1,200-1,500毫克，如果單純從牛奶進行補充，每天就要喝下1.5公升的牛奶，分量十分巨大，所以才會稱為巨量礦物質。

由於身體對於巨量礦物質的需求很大，在人類長久演化的飲食習慣中，就已經知道要大量攝取相關食物，不過還是時常因為營養不均衡而補充不夠，甚至不同礦物質之間還會彼此影響，像是鈣和磷這兩種成分會彼此消長，一個多，另一個就會少。例如洗腎病人體內的礦物質因為時常會被洗掉，就要特別注意鈣、磷平衡，因為巨量礦物質和身體機能息息相關，因此民眾比較容易對此產生警覺。

至於微量礦物質，也叫做「微量元素」。因為身體需求量低，人體每日所需要的量都低於100毫克，而且在飲食之中也較常被忽略，甚至鮮為人知。但需要特別注意的是，這些礦物質雖然量少對於人體卻是相當必要的，一旦缺少這些微量礦物質，身體照樣會出現問題。

重點微量礦物質之作用

人體必要的微量礦物質主要有鐵、鋅、銅、碘、鉻、硒，我們就從民眾最熟悉的「鐵」和「鋅」先說起吧！

鐵

鐵在人體內最重要的功能，就是合成血紅素，血紅素的作用是扛著四個氧分子在身體裡面跑來跑去，將其運送到各個組織和細胞，並且也可以運送代謝所產生的氫離子、二氧化碳，還有其他排泄物。除此之外，鐵和維生素C一起吃也能提升彼此的吸收效果，更能協助身體膠原蛋白的合成，讓皮膚光滑有彈性，皮膚如果受傷，身體要有足夠的鐵才能協助傷口癒合。根據「國人鐵營養狀況與缺鐵盛行率」調查，十九歲以上的總缺鐵率男性為1.8%，女性為12.7%，所以有蠻高比例的女性處於缺鐵的狀態。

鐵在身體內以兩種形式存在，一個是二價鐵、一個是三價鐵，所謂幾價指的是這些礦物質在大自然中穩定存在的狀態。在人體中，血液主要存在的是二價鐵，人體比較容易吸收的也是二價鐵；三價鐵主要存在於植物性的食物裡面。老實說，三價鐵的吸收情況比二價鐵差，三價鐵被吃進身體之後，經過胃酸溶解變成離子型態，還需要透過

維生素C的還原作用，才能變成二價鐵被吸收，由於多了幾道程序因此也影響了吸收率，而且蔬菜中的草酸鹽、植酸鹽，也會阻礙鐵質的吸收。所以如果要補鐵，吃豬肝的效果會比吃菠菜更好。

　　再告訴你一個驚人的事實，無論是吃動物性或是植物性的食物來補鐵，大概也只有20-30%的鐵質能被人體吸收，所以補充鐵最簡單的方法就是直接吃鐵劑。根據衛福部的膳食營養參考攝取量，成年女性的鐵攝取量為每日15毫克，成年男性則為每日10毫克；上限攝取量訂為每日40毫克。不過，阿斯匹靈、纖維素、茶葉裡面的單寧酸、鋅和鈣都會降低鐵質的吸收，在補充鐵劑的時候記得要避開這些物質。另外，雖然二價鐵的吸收率比較高，但是有的人服用後會出現腸胃不適的症狀，如果是這樣，也可以考慮換成補充三價鐵，雖然效果差了些，但如果是長期固定補充鐵劑，所達到的效果也是一樣的。

鋅

　　鋅，又叫做亞鉛，常見於男性專屬的保養品中，因為它是把身體膽固醇轉換成睪固酮不可或缺的重要角色。如果男性賀爾蒙不夠，除了會影響性慾，也會影響性能力，以及精蟲的數量，加上鋅又是男性前列腺液和精液的合成

原料,因此對男性來說格外重要。鋅在人體的功效其實還不只這些,它可以維持身體免疫系統功能、促進胰島素分泌、維持味覺功能,還有促進毛髮生長和食慾,所以缺乏鋅的人,會容易疲勞,也容易掉頭髮、免疫力下降、吃東西可能會沒有味道。缺乏鋅的小朋友容易產生過動症狀,小朋友如果有過動症狀而就醫,醫生通常都會先檢驗鋅含量,如果有缺乏的情況就會優先建議讓小朋友補充。

根據2016年至2020年的「國民營養健康狀況變遷調查」(現為「國民營養健康調查」)發現,多數國人體內的鋅是不足的。一般來說,最常見的含鋅食物是海鮮類,像大家熟知的生蠔,或是動物的肝臟也含有很多鋅,所以同時想要補充鐵和鋅的話,豬肝湯喝下去就對了,一碗豬肝湯約有60克的豬肝,裡面大概有3毫克的鋅,只靠豬肝湯來補充的話一天可能要喝五碗才夠,分量有點太多,因此還是建議大家均衡攝取六大類食物。如果是吃素的人,想要從食物中補充鋅,可能就要從南瓜子、杏仁、腰果才能獲得,一天攝取280克的堅果大概就可以獲得16毫克的鋅,一般葉菜類的含量相對較少。或者,直接吃鋅的補充劑也可以,根據衛福部的膳食營養參考攝取量,成年男性的鋅攝取量為每日15毫克,成年女性則為每日12毫克;上限攝取量訂為每日35毫克。

銅

　　和鋅相關的微量礦物質則是「銅」,它們就像是翹翹板兩端的物質,如果鋅補充太多,身體的銅就會被擠掉,所以長期吃過量鋅的男性朋友,則是需要注意身體的銅可能不夠。記得剛剛提到過鐵是血紅素的重要合成原料嗎？其實不只是鐵,銅也是紅血球血紅素的合成原料之一。除了合成血紅素,銅更是參與黑色素、正腎上腺素及血清素代謝的重要元素,對身體來說是不可缺乏的元素。還好缺乏銅的情況在一般人身上並不常見,除非是全靜脈營養治療的患者、缺鐵性貧血、腎臟病患者,或是大量補充鋅的人。儘管一般人通常不會缺銅,但如果是每天補充超過15毫克以上鋅的人,可以額外補充1毫克的銅,以作為平衡。

碘

　　講到碘,一般民眾想到的不是優碘、碘酒,不然就是海帶。的確在這三個東西裡面都含有碘。但是「碘」在身體裡面到底有什麼作用,大家可能一問三不知。其實跟「碘」最相關的是「甲狀腺」,碘可以幫助身體甲狀

腺合成，身體如果缺乏碘，甲狀腺容易出現腫大現象，也會伴隨著因為甲狀腺不足，而產生的精神反應遲鈍、毛髮乾燥、體重增加、神經元骨骼發育遲緩等問題。再者，胎兒在胚胎期如果缺乏碘，很容易罹患呆小症。根據世界衛生組織（WHO）最新發布的資料顯示，目前全球仍有五十四個國家的人民處於碘缺乏的狀態，其中包括英國、丹麥、挪威及紐西蘭等先進國家。根據國民健康署「2016-2020國民營養健康狀況變遷調查之尿液碘濃度分析計畫」分析結果，有46.3%國人尿液碘濃度低於世界衛生組織所建議碘濃度下限。不過一般來說，市面上含碘的食物很多，人體的吸收率也不錯，其實不一定要額外補充碘劑，如果有需要的話，可以使用「含碘鹽」，但這不是叫人每天含一點鹽！而是使用含有碘成分的鹽來煮菜。另外也可以多食用海藻、海帶、海菜這類食物，或是多吃海鮮、多喝牛奶也很有幫助。

鉻

再來是這幾年在保健食品市場上常常看到的「鉻」，其中大部分的內容都是強調跟血糖控制有關。的確，鉻是體內葡萄糖耐受因子GTF的主要成分，可以增加胰島素的敏感度，促進血糖吸收，讓血液中的葡萄

糖進入人體細胞中,藉以調節血糖,對於糖尿病患者來說是很重要的營養素。此外,鉻還會參與蛋白質與核酸的代謝,協助蛋白質運送、強化肌肉、促進紅血球的合成、維持人體脂肪代謝,是不可或缺的微量礦物質。一般來說,除了愛吃精緻澱粉的人容易缺鉻,愛喝酒、年紀大或是工作壓力大的人也比較容易缺乏,特別是當人處於高壓狀態之下,鉻的流失速度會特別快。人體可以吸收的鉻是三價鉻,很多食物中都含有鉻,像穀類、菇類、奶蛋魚肉類。雖然對於鉻,衛福部並沒有建議攝取量,不過根據美國國家科學院及食品營養協會建議,成人每天可攝取50至200微克的鉻。一般人不用額外使用鉻補充劑,不過如果是糖尿病患者、愛喝酒、高齡、剛動完手術或是工作壓力很大的人,可以考慮額外選用鉻補充劑。根據美國研究,每天補充鉻的人罹患第二型糖尿病的風險較低,若是這類高危險群,就可以適量補充。

硒

最後來說說「硒」這個微量礦物質,它可以協助維生素E加強抗氧化作用,去除身體過氧化物和自由基。有流行病學研究顯示,缺乏硒的人,因為抗氧化能力不夠,身體比較容易發生病變,罹患癌症、心血管疾病、

肝病等疾病的機會較高。男性除了要補充鋅，也要注意體內的硒是否充足，因為硒在提高精蟲的活動力上扮演著重要的角色。不過幸好，一般人不太容易缺乏硒，衛福部雖然建議成年人每天要補充55微克的硒，每日攝取上限為400微克，但正常飲食的人原則上並不會有缺乏硒的問題。

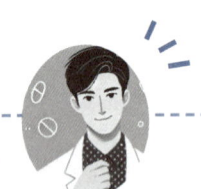

藥師小叮嚀

這麼多種體內必要的微量礦物質，其實不是每種都需要額外補充，一般來說比較容易缺乏的「鐵」、「鋅」、「碘」有顧好即可。然而要怎麼知道自己缺什麼礦物質呢？最簡單的方式，就是到醫院抽血檢查，有了抽血數值來輔助，可以直接補充缺乏的微量礦物質，才不會亂補一通，有些補太多、有些沒補到，反而浪費了錢又沒效果，人財兩失。

整腸加健胃，
一加一大於二
益生菌、酵素

　　藥師之前在藥妝店服務時，遇過一位客人對酵素「情有獨鍾」，每週都來購買「酵素」，而且會認真比較每一款酵素外盒所註明的效果。有一天她問我：「藥師，我想要體態更纖細，吃哪一款酵素有效？」我問她知不知道吃酵素的目的，她回答：「整腸健胃，幫助排便。」我向她解釋，這只答對了一部分，其實她的需求應該要吃「益生菌搭配酵素」，酵素是幫助食物在胃中消化，益生菌才能整腸，進一步幫助排便，此時她才驚覺，「原來酵素和益生菌是不一樣的東西」。

　　「益生菌」顧名思義就是有益於生理功能的細菌，因為要吃進肚子裡面，所以對於腸道有一定的保護作用。每個成年人身上大概有「一百萬億」個益生菌，這個數字跟全身上下細胞總合起來的數量差不多，你應該沒有想到原來身體裡面有這麼多的益生菌。我在逛藥

妝店時，也會發現有些益生菌產品已經不只具有腸道保健的功能了，有的益生菌直言可以改變過敏體質、有的可以調整睡眠品質、有的可以避免女性下陰部感染。不曉得讀者們是否曾有這樣的疑惑，「吃進肚子裡的益生菌，竟然可以牽扯到這麼多腸胃系統之外的事情？」有關這件事情，就要從一個叫做「腸腦軸線」的名詞開始解釋。

一切皆從「腸腦軸線」開始

古希臘醫學之父希波克拉底曾經說過一句話：「所有的疾病都始於腸道。」腸胃道沒有顧好，和大腦之間的溝通出了問題，各種大大小小的毛病自然接踵而來。「腸腦軸線」是指腸胃和大腦的一條「中軸線」、「軸心線」，這是一個連接中樞神經系統、中樞內分泌系統和中樞免疫系統的溝通橋梁，三個系統互相影響並且調控全身各種生理作用。在這條腸腦軸線所建構起的複雜生理系統之中，腸道細菌扮演著「傳令兵」的角色，負責腸胃道和大腦中樞系統的溝通，身體才能知道何時要釋放哪些荷爾蒙以及神經訊息來調節「情緒」、「新陳代謝」和「免疫系統」等重要的生理反應，因此透過補充益生菌，才有機會調節體質以及各種生理反應。

益生菌有哪些?我該先吃哪一種?

那麼我們要怎麼樣才能夠好好的保養腸胃道,這個現代醫學所認定的「第二大腦」呢?很簡單,就是吃益生菌!但是,如同身體裡面的細菌一樣,益生菌的種類真的太多,無法逐一介紹,不過我們可以先從幾種重要的益生菌來建立基本概念,這樣在購買益生菌時就不會無所適從了。

首先一定要先介紹的是「腸道三寶」:A、B、C菌。這三種細菌可以說是我們的腸道守護者,只要顧好這三個,腸胃道就能獲得相當完整的保護。市面上常見的菌種,譬如比菲德氏菌、龍根菌、雷特氏菌、嗜乳酸桿菌、乳酸雙歧桿菌等通通都屬於A、B、C菌的範疇,只要看到它們就能知道是跟腸胃道有關的菌。不過深入討論的話,就會發現A、B、C菌之間還是有些差別。

A菌,又叫做「嗜乳酸桿菌」(Acidophilus),英文開頭是Acid-也就是酸的意思。這是人體本來就有的一種菌,平常會存在腸道或者是女性的陰道中,可以用來抑制黴菌生長、維持腸道完美的pH值,讓外來壞菌不容易入侵、維持身體各種菌叢的平衡,你可以把A菌想像成是江湖各派的老大哥,只要有它在,各個幫派都會乖乖地維持平衡。

B菌則是大家都聽說過的菌種，全名是雙歧乳酸桿菌（Bifidobacterium），雙歧指的是岔開、分歧的意思，類似英文字母Y。你可以想像B菌是一群駐紮在腸壁的工人跟衛兵，一邊保護我們的腸胃道不受到損害，一邊主動協助身體改善體質。B菌家族對於「緩解拉肚子症狀」具有不錯的效果，也可以調節免疫系統、降低腸道的發炎狀況，像是比菲德氏菌、龍根菌、雷特氏菌也都是B菌家族的成員。所以喜歡旅行的朋友如果擔心「旅行者腹瀉」的話，建議從出國前就可以開始補充B菌，比較不會遇到水土不服的狀況。

　　C菌又叫做乾酪乳酸桿菌（Lactobacillus casei），或凱氏乳酸菌。C菌有一個A菌跟B菌都沒有的特性，就是很會佔領別人的地盤，一旦被侵佔就很難將其趕走，因為它對各種酸鹼值和溫度都有非常高的耐受性，請神容易送神難，但還好它是一尊福神，你也不太會希望它走開。C菌在腸胃道內除了可以維持身體正常酸鹼值、分泌抗菌物質，增強腸道細胞的屏障之外，還可以抑制身體釋放過敏物質，所以對於調整過敏也有效果。最常見的C菌就是養樂多裡面的代田菌，小朋友喝養樂多確實能整腸健胃。不過益生菌必須要在一定的溫度之下才能夠存活，小時候大家都喜歡把養樂多冰到冷凍庫變成養樂多冰，其實裡面的好菌在極低溫的情況下可能都被滅

族了,吃進肚子裡也不會有效果,等於只是吃了一堆糖水。一瓶養樂多裡面就有一百億以上菌落數的代田菌,原則上一天只需要喝一瓶就夠了,加上它的糖分很高,喝太多對健康來說也不是好事。

改善過敏體質──LP-33

若想要特別針對過敏症狀的話,最常見的就是LP菌,像是市面上大家最常見的LP-33就是這個系列的菌。過敏性鼻炎是現代人很常見的毛病,主要原因是身體裡面調控免疫的兩種細胞不平衡導致,LP-33剛好就可以調整造成過敏的兩種免疫細胞的平衡,降低免疫和發炎反應,讓你的過敏症狀獲得改善。根據2022年的統合性研究指出,使用LP-33一段時間後即可有效的改變過敏體質,在季節轉換的時候也就不會狂打噴嚏了。

異位性皮膚炎救星──LGG菌

LGG菌又叫鼠李糖乳桿菌GG株(Lactobacillus rhamnosus GG),除了可以預防和治療腹瀉、緩解乳糖不耐症、改善腸胃不好的症狀,還有一個很特別的作用,就是可以改善異位性皮膚炎。相關研究指出,懷孕的媽媽如果從懷孕期間到小孩出生餵奶這個階段都持續補充LGG菌,可以有效降低新生兒罹患異位性皮膚炎

的機率。2022年的研究更發現，患有異位性皮膚炎的孩童，如果補充LGG菌，可以改善症狀，讓生活品質獲得改善。

調整陰部菌叢、輔助入睡的益生菌

有些女性會因為下陰部受到黴菌感染而覺得困擾，這時候可以考慮使用兩隻益生菌，分別是RC-14和GR-1，它們都屬於A菌。A菌除了存在於腸道中也會存在陰道中，來抑制黴菌的生長。2016年臺灣婦產科醫學會也曾經做過研究，這兩隻細菌可以有效防止產婦在分娩前受到B型鏈球菌感染，大大降低新生兒出生遭受感染的風險，是很好用的菌種。

睡不好的讀者如果不想使用安眠藥，或是覺得褪黑激素和其他保健食品的效果不好，也可以考慮使用益生菌，像是PS128這隻益生菌，根據研究它可以透過內分泌系統、自律神經系統和大腦溝通，在目前的研究中發現它對於憂鬱、焦慮都有舒緩的效果，甚至因為它可以調節GABA還有血清素等大腦的快樂物質，在使用了之後心情會比較容易變愉悅，間接地提升了睡眠品質。不過相關研究也指出，PS128這隻益生菌必須要持續使用達到八週以上，效果才會顯著。

孩童腸胃炎，用益生菌也行！

小朋友如果因為細菌性腸胃炎去醫院看病，現在的醫師不一定會直接開立抗生素，更多時候則是會開立益生菌。究其原因也很簡單，如果我們的腸胃是出租公寓，而你則是房東，當公寓住進了一些壞房客，我們不一定要拿霰彈槍掃射他們，因為不小心可能還會傷及無辜，更好的方式就是找更多好人入住，發揮善的力量，這些不好的細菌往往就會自討沒趣而搬離。醫院裡面比較常開的益生菌，譬如妙利散和洛克飛（Lac-B）都很常見。之前我曾遇到民眾詢問，表示這兩種不都是藥品嗎？孩子長期服用安全嗎？我的答案是「安全」！畢竟被歸類為藥品，表示就有一定療效，安全性也經得起檢驗。而妙利散和洛克飛屬於益生菌，所以只要在醫師和藥師指示下，可以長期使用無虞。

益生菌該怎麼吃？

一般來說，雖然益生菌很多種，但建議成人只需要補充四到五種就夠了，若是想貪心通吃並不會更加面面俱到。我們的腸胃就像一間公寓，能夠入住的房客是有上限的，補充再多也住不進去，最後只能經由消化系統被排泄掉，反而造成浪費。但是益生菌的數量，每天至少要能夠

補充五十億到一百億菌落數的量才夠，小朋友的話至少也要兩億以上的菌落數才會有幫助，所以在購買的時候也要確認數量有沒有吃足。

至於益生菌應該要吃多久，如果因為腸胃道的問題，無論是便秘或是腹瀉，通常吃了幾天之後身體就會有感覺。如果是調整體質類的益生菌，可以幫助過敏或是幫助睡眠的產品，可能至少要服用一到兩個月才會有感覺。畢竟體質的調整並不是一蹴可幾，三天捕魚兩天曬網的吃法，只會讓你的好房客流失得更快，反而會招致惡房客入住，身為聰明的房東應該都知道要怎麼做了吧！

酵素在腸胃中扮演的角色

最後來講講酵素所扮演的角色。酵素最主要的功能，就是幫助消化、加速反應的進行。在我們體內總共有三種主要酵素：消化酵素、代謝酵素和食物酵素。食物吃進肚子之後必須經過消化酵素，它扮演剪刀的功能，無論是澱粉還是蛋白質，都會被它先剪成一小塊、一小塊，才能送到腸子裡，再進一步讓代謝酵素運行人體的新陳代謝。而食物酵素主要的功能就是提升剪刀的鋒利度，讓「澱粉剪刀」以及「蛋白質剪刀」能夠將食物剪得更快、更細。其實無論是消化酵素或代謝酵素，人體都能自己合成。不過受到體質或是老化，抑或是飲

食習慣改變的影響，都會導致體內的**酵素**分泌不足以應付所**攝**取的飲食，這時候適當補充消化酵素和食物酵素，就可以提升消化道系統的功能，完善的消化食物以利營養吸收。但如果想要提升排便功能，就無法單純仰賴酵素，而必須透過益生菌或其他促進腸道蠕動產生便意的成分，像是膨脹性纖維、腸道刺激劑或是緩瀉劑等才能達到效果。

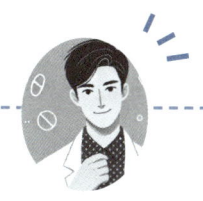

藥師小叮嚀

酵素可以幫助消化，如果覺得自己消化機能比較差的民眾可以適量補充酵素，一般建議在飯後服用。益生菌可以整腸健胃，更可以調整體質，但是使用需要具有耐心，通常要使用數週之後才會出現效果。益生菌的服用時間根據菌種特性可能有所不同，請根據藥師指示服用。一般來說，除非特別註明，不然酵素和益生菌不會有交互作用，反而可以相輔相成，一同守護腸胃道健康。

Part 2
守護健康吃這些

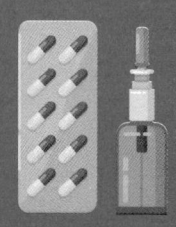

關於功能型保健食品的補充,以下哪一句敘述是正確的?

A:多吃葉黃素可以預防近視。
B:魚油的濃度越高,雜質越少。
C:吃了紅麴再吃紅糟,降血脂作用會太強勁。

上面這三句話中,只有一句是正確的,然而看起來似是而非的廣告標語,經過媒體的強力推送之後可能讓你失去判斷力。藥妝店裡面有一個總是人潮洶湧的區域,就是「功能保養區」。不像

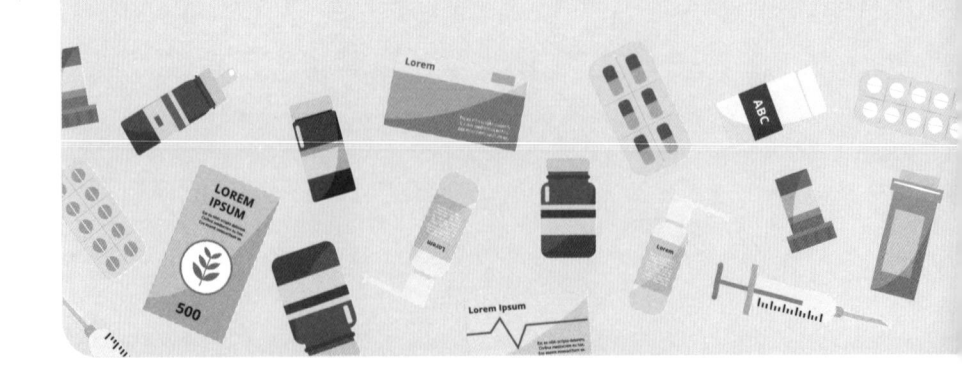

綜合維他命或礦物質屬於「廣泛性補充」的營養素，若是有特殊保養目的或想要加強某部位保健的民眾，就需要這些「功能型保健食品」。在這一輯裡面藥師要幫讀者把關，協助大家理解箇中差異，畢竟在補充保健品這件事情上隨意挑選、囫圇吞棗，可能就沒有辦法達成保健的目標和需求。

沒錯，魚油的濃度太低，除了Omega-3含量不夠，還可能吃進額外雜質喔！答案是B，你答對了嗎？

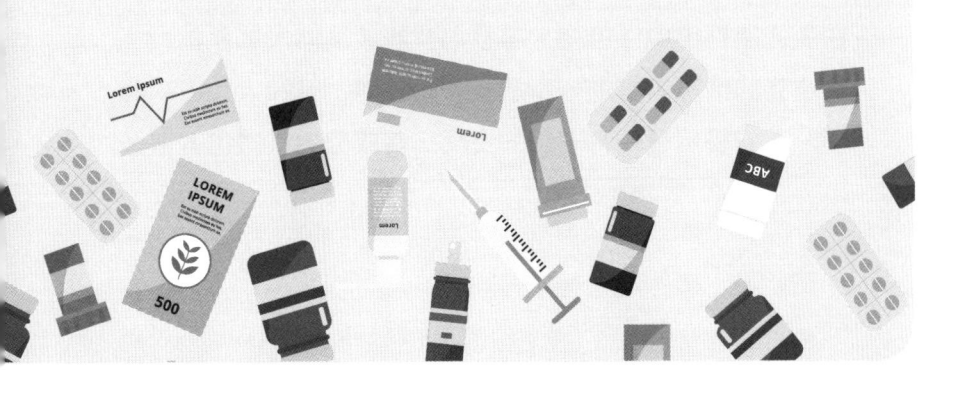

膽固醇過高的老問題
紅麴

2025年初曾有一則新聞，報導有對夫妻在自家地窖中釀製了數缸紅麴酒，準備在春節時作為宴客用。結果因為紅麴酒在發酵過程中產生了硫化氫，又存放在密閉空間，一般在空氣中只要含有0.02%硫化氫，吸入5到8分鐘就可以致死，所以這對夫妻出現胸悶、噁心的症狀後就當場昏倒，其中太太因為來不及急救而過世，令人惋惜。在臺灣每戶私釀100公升以下的酒類供自用雖然並不違法，不過紅麴本身已經是發酵物，在釀製過程中一不小心就可能產生複雜的化學物質，進而傷害身體。

無獨有偶，2024年，日本「小林製藥」因為紅麴產品在製造過程出現汙染物，導致消費該產品的民眾產生腎小管壞死的情況，更進一步造成502人住院、120人死亡的悲劇。紅麴雖然是相當安全的食品，其成分對人體也有很多

助益,不過跟其他的保健食品一樣,使用不當也有可能傷身,實在值得我們好好認識一下。

大部分的膽固醇都是自身製造

進入主題之前,我們要先來聊一個身體必備、但又容易過量的物質——膽固醇。人體裡面的膽固醇有80%都是自己製造出來的,只有20%來自於所攝取的食物,所以膽固醇數字異常雖然跟吃太多有關係,但作息不正常也有可能導致類似的症狀。我曾經聽過一個比喻,膽固醇就像是存在於身體裡的黏土,只要我們的體內有任何地方受損,身體就會製造膽固醇出來修補,可是一旦我們長期接觸刺激因子,像是吃太多精緻澱粉、喝酒、抽菸,或是睡眠不足、憋尿、長期操勞,就會被迫使肝臟不停的製造膽固醇。也就是說,有沒有好好愛惜身體,也是身體會不會持續製造膽固醇的重要因素,如果被醫師診斷為高血脂症,就有可能要一輩子吃藥。現代人健康意識抬頭,每年都有不少人會前往醫療院所進行健康檢查,一旦有數值逼近臨界值就會想盡辦法購買保健食品以保健養生,而紅麴這個可以有效降低膽固醇的保健食品,就成為目前的當紅炸子雞。

什麼是紅麴？

紅麴是一種發酵製成的食品，做法是把紅麴菌放到煮熟的米或者是其他的穀物上，在適當的溫度和濕度下進行發酵，米經過紅麴菌的「洗禮」之後，就會變成紅色的米，叫做紅麴米，同時也會在製程中產生很多種中間物質，像是紅麴素、紅麴黃素以及本篇要講的重點：紅麴菌素K（Monacolin K），這是讓紅麴之所以可以降血脂的主要成分。

紅麴菌素K是一種膽固醇合成抑制劑，英文叫做HMG-CoA reductase inhibitors，可以藉由抑制肝臟膽固醇的合成，降低總膽固醇量，也可以降低低密度膽固醇LDL的濃度，對於降低冠心症發生率和死亡率有很好的效果。你想想，如果一堆油脂堵塞在血管，心臟就必須很費力才能把血液運輸出來，完全塞住的話就會缺血，如果壓力太大就可能導致腦中風。紅麴菌素K這類成分可以降低發炎反應、改善血管內皮功能、降低血栓，進一步達到心血管的保護作用，其實這個藥理機轉，跟許多醫師常開的Statin類降血脂藥，像是立普妥、益脂可、美百樂鎮、冠脂妥，還有常見的中藥壽美降脂膠囊，都是同一種藥理機轉的藥品。除了降低膽固醇，研究人員也在許多動物實驗中發現，紅麴也可以增加骨質密度並

且讓造骨細胞增生,對於骨質疏鬆的治療十分有潛力。在這些實驗中也發現,紅麴有助於促進癌細胞凋亡,減少腫瘤體積以及降低異性腫瘤指標,對於抗癌也有潛在效力。老實說,讀完這些文獻我自己都對紅麴產生了很大興趣,也難怪民眾趨之若鶩,所以接下來重點來了:「究竟誰適合吃紅麴呢?」

誰適合吃紅麴?正確吃法是什麼?

紅麴菌素K跟Statin類降血脂藥品結構極類似,所以已經被醫師診斷為「高血脂症」,並且開立處方藥物的民眾,只要乖乖地吃藥就好,不需要再額外補充紅麴類產品,否則可能加重藥物的濃度,也讓副作用加倍出現。許多民眾會害怕長期吃藥之後就「回不去了」,所以詢問可否不要吃藥,改吃紅麴保健食品。身為藥師必須要很殘忍的說,這樣的鴕鳥心態往往會讓疾病更難以控制,還會增加心血管疾病的風險,得不償失。紅麴類的產品適合給血脂偏高,但是並沒有到達「疾病」程度的人使用,像總膽固醇以及三酸甘油脂的標準值都是200,如果做完健康檢查發現自己非常接近臨界值,但是未超過指標數字,就可以購買紅麴產品使用,再加上飲食的調整,說不定血脂數值就能離高標越來越遠。

紅麴菌素K的每日攝取量應該要超過4.8毫克,但是不可以超過15毫克。換言之,如果你購買的保健食品裡面註明「內含紅麴」,但是上面的建議劑量卻不到4.8毫克,這樣的產品建議不要選購。根據目前的研究,每天攝取13-15毫克的紅麴為較理想的劑量,另外吃降血脂藥最好的時間是在晚餐過後,原因是我們的肝臟通常在半夜才會製造大量膽固醇,紅麴也是一樣,最好的服用時機是晚餐過後到睡前這段時間,效果也最好。再次提醒,已經有在吃降血脂藥的民眾,就不需再額外補充紅麴了。

紅麴的副作用

既然紅麴菌素K和大部分降血脂藥的藥理機轉相同,表示他們也會有同樣的副作用。這一類藥品主要是靠肝臟代謝,所以如果肝臟功能不佳的人,使用過量可能會讓肝臟酵素升高,產生急性或是慢性的肝臟發炎,另外腹瀉、噁心、嘔吐以及肌肉痛也是很常見的副作用。曾經有人已經服用過多,產生肌肉痛了還不自覺,最後竟然造成橫紋肌溶解的狀況,橫紋肌溶解可能同時引起急性腎衰竭,這是一種會致命的狀況,實在不容小覷。

除了降血脂藥之外,紅麴會不會跟其他的食物或藥物

有交互作用呢？跟降血脂藥一樣，必須盡量避免食用葡萄柚或柚子，因為這會降低主成分的代謝，同時也可能會增加不良反應，但民眾也常常問，如果我只吃「一點點」可不可以？這時候我通常會說：「只能吃一小瓣，超過兩瓣就不行。」而有在服用瓦法寧（Warfarin）或是其他抗凝血藥的患者，在服用紅麴也要特別注意，因為可能會提高出血風險，如果服用之後發現自己有出血或瘀青的情況，建議停用紅麴產品，或是請教醫師或藥師，確認無虞後再使用。另外如果正在治療香港腳或者是服用A酸的朋友，療程中間也要盡量避開紅麴，因為這些藥物都是透過肝臟代謝的，全部一起使用可能會造成肝毒性，建議藥物的療程結束之後再開始使用紅麴。在代謝的過程中，紅麴也會降低身體裡面的Q10，所以如果想要長期補充紅麴的話，也要記得一起補充Q10，這也是為什麼市面上的紅麴產品大部分都會搭配Q10一起販賣。

日本的紅麴產品為什麼會出事？

2024年3月22日，日本「小林製藥」公司發布，含紅麴等五項機能性表示食品之自主回收通知，其原因是日本「小林製藥」公司接獲有民眾攝取相關食品者，出現腎臟疾病的通報，日本全國各地已有幾千人因身體不適就醫，

並有502人入院治療、120人死亡。日本厚生勞動省在經過調查後召開記者會表示，由日本國立醫藥品食品衛生研究所，透過分析和檢測小林製藥紅麴食品後，發現產品當中含有多種化合物，其中的「軟毛青黴酸」會對腎臟造成毒性傷害，因此有強烈證據顯示──「軟毛青黴酸」就是本案真正的致病元凶。

這件事情引起整個日本以及鄰近國家的注意，首先小林製藥在日本是家喻戶曉的老牌子，究竟在製造過程中發生了什麼事情，才會產生軟毛青黴酸這種物質。許多專家研究後發現，製造紅麴的過程中，理應不會產生與青黴素相關的物質，推測應該是原料或是過程中有汙染物混入，才會導致不良物質產生，而且軟毛青黴酸沒有辦法因為滅菌而被破壞，最終才會被民眾吃下肚，只能說這是一個意外事件，也反應了製程中可能有些步驟不夠嚴謹，所以產生了這次的獨立事件。

再回到大家最關心的問題，吃了日本買的紅麴會導致腎臟衰竭甚至洗腎嗎？其實小林製藥在經過這件事情後，馬上下架所有產品並且重新檢討生產流程，厚生勞動省也表示，將持續收集更多科學證據，並透過加強《食品衛生法》的標準及審查機制，致力不讓類似事件再度發生。這是一個很嚴重的事件，更是一個很好的提

醒。雖然在絕大部分的情況下，日本的醫藥產業技術是非常先進的，但百密總有一疏，事件發生後，衛福部雖然馬上和業者進行溝通並設立通報管道，小林製藥也表示在日本購買的藥物，會由臺灣小林製藥負責回收，但是消費者也未必能獲得賠償，這也顯露了在國外自行購買保健食品或藥品回來臺灣使用的隱憂。在國內購買的藥物或保健食品，吃了出事情都有跡可循，可是如果是在國外購買的，一旦吃出了問題往往就求助無門。建議民眾在國外購買時還是要衡量產品的特性、安全性還有藥廠的來歷，如果無法確定，可以多利用衛福部官網，或是和自家附近社區藥局的藥師成為朋友，請他們幫你查查，才能更安心的購買使用。

改吃紅糟可以嗎？

也有民眾問：「那我不要買紅麴，改吃紅糟當作保健品，可不可以啊？」紅糟是把紅麴酒發酵後，榨去酒液過篩後剩下的酒糟，裡面雖然也有紅麴的成分，但是所含有的紅麴菌素K非常非常少，少到無法發揮作用，所以不太可能用紅糟替代紅麴，也因為量很少，更不需要擔心會不會和藥物有交互作用。嗯⋯⋯基本上紅糟就是一個美味的食物，大家當美食來吃就好，別多想。

紅麴

適應症狀：降低膽固醇、預防心血管疾病、降血脂、抗發炎、抗氧化

每日建議攝取量：4.8毫克以上,但是不超過15毫克

成分來源：紅麴菌在米或其他穀物發酵時產生的物質,例如紅麴素、紅麴黃素以及紅麴菌素K（Monacolin K）。

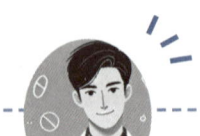

藥師小叮嚀

再次提醒,紅麴不可以用來取代降血脂藥物,正在服用降血脂藥物的民眾也不建議額外服用紅麴。身體的膽固醇很大一部分是因為生活習慣與作息差,導致「慢性發炎」而產生,飲食只佔一部分。所以除了飲食低油、低糖,睡得好並遠離菸酒,膽固醇才會遠離你。與其花錢吃紅麴,不如跟身體好好溝通,血脂自然會下降。

一次補齊護眼知識
葉黃素、玉米黃素、山桑子

　　我曾經在同儕中做了一個調查,大家最怕五官裡面的哪一個受損?身邊所有人幾乎都說「眼睛」。不過說是這樣說啦,其實大部分的人都沒有好好照顧眼睛,盡情從小小的螢幕中追劇、滑社群、打手遊,甚至睡覺前關了燈還是要滑幾下,這樣沒有好好保養的「濫用」眼睛,會大大降低眼睛的使用壽命。像我小時候很喜歡躲在被窩裡偷看漫畫,導致國小近視就突破了500度;高中出現視網膜破洞,曾經一度很擔心自己失去視力,還好及時得到治療,透過雷射手術把視網膜補起來。不過自此之後,就必須要定期做眼底檢查,再也不能搭乘雲霄飛車或自由落體這類刺激性設施。所以差點失去視力的我,在這裡要來跟大家分享怎麼樣好好保養眼睛。

不同族群常見的眼睛疾病

　　不同族群會遇到不同的眼睛問題,以小學生來說,又

是打手遊，又是用平板做功課，如果沒有適時讓眼睛肌肉放鬆，那水晶體就有可能過度受到擠壓，一開始還在彈性範圍內，只是假性近視，等到水晶體被固定住之後，就變成不可逆的近視了。

　　至於上班族，因為每天都坐在電腦前，電腦螢幕看久了受到藍光影響很大，以前的生活中藍光大部分來自於太陽，但現在因為半導體技術發展，無論是電腦螢幕、手機平板、或是LED燈，這些強大電子流激發的光源裡面都有異常的高能藍光。科學已經證實，藍光會造成視網膜細胞的氧化，引起黃斑部病變，同時也造成視覺疲勞、視覺模糊、乾眼症和白內障，許多人的偏頭痛也被懷疑和藍光有關，藍光甚至會抑制褪黑激素分泌，導致睡眠受到干擾。此外很多上班族長時間配戴隱形眼鏡，這也提高了乾眼症的機率，如果再加上工作壓力過大，眼睛沒有辦法定期休息，有時候眼壓過高，造成「爆紅眼」的症狀。所以很多年輕人還沒有進入老年，眼睛就已經老化了好幾十歲，提早罹患青光眼、白內障、夜盲症、黃斑部等這些以前高齡者才會罹患的疾病。像我有一位年紀才四十歲出頭的朋友，上班時間看電腦，中午休息時間，即使全公司都關燈了也要追劇配飯，這樣不當使用眼睛才一年，就已經被檢查出有白內障，需要每天點眼藥水，直到解決白內障問題。所以眼睛的使用不可不謹慎啊！

青光眼、白內障都還有藥物或是手術可以治療，可是老化的眼睛，像是黃斑部病變基本上沒有藥物用，只要發生就「回不去了」。因此提早開始保養眼睛是絕對必要的。針對不同的症狀，市面上也有許多不錯的保健品可供選擇，只是需要事先說明，就算保健食品補充再多，終究比不上定期讓眼睛好好休息來得重要，千萬不要覺得吃了心安，就忽略默默哀號的雙眼。

不同病症所需的護眼保健品

　　如果我們把護眼保健食品根據對應疾病、症狀來做分類的話，大致上可以分成幾種：預防黃斑部病變、降眼壓、舒緩眼睛疲勞、協助乾眼症等幾種。接下來將根據症狀分類介紹，讀者可以根據自己的需求選擇。

黃斑部病變

　　無論是因為藍光造成的破壞，還是年紀大所造成的影響，葉黃素和玉米黃素，絕對是針對視網膜首要補充的兩種保健成分。葉黃素主要存在於視網膜中央一個叫做「黃斑部」的地方，就像是電影院裡面的螢幕中央，是最重要的視覺區。葉黃素有著抗氧化還有中和藍光的效果，人體沒有辦法自己合成葉黃素，只能靠外來食物攝取，所以如

果葉黃素不足，視神經細胞開始被破壞，就會產生不可逆的黃斑部病變。

葉黃素和玉米黃素這兩種都是光合色素，是會吸收光然後引發生理反應的色素。葉黃素主要能吸收的藍光僅在430-450奈米間，而玉米黃素可以吸收的波長介於400-500奈米，兩個同時服用的效果最佳。根據研究，人體一天需要的葉黃素量大約介在6-10毫克，而玉米黃素一天攝取大概1-2毫克就已足夠。市面上常見的脂化型和游離型葉黃素，其實兩者吸收率差不多。常常有民眾好奇，為什麼吃了葉黃素沒有什麼「感覺」？首先葉黃素的功用是抗氧化、過濾藍光，我們的肉眼無法輕易感受到這些變化，再者，葉黃素大概要補充四到六個月，體內才能夠到達最高濃度，只吃一、兩個禮拜效果當然無法顯現。

降眼壓、舒緩疲勞

現代人因為長期看電腦、看手機，工作壓力又大，不知不覺眼壓也跟著提高，眼壓高是造成青光眼的原因之一。這時可以選用下面這些保健品：

像是被稱作「歐洲藍莓」的山桑子，它含有大量的花青素，可以保護眼睛裡細微的血管。研究提到，日本札幌醫科大學與當地醫院配合，給予健康受試者補充50毫克花

青素為期四週,結果發現,眼壓正常的人在第二週後眼壓已經有顯著的下降,表示有機會減少罹患青光眼的機率。2020年北海道醫療大學在研究中更顯示,在為期十二週的研究中,每天給受試者240毫克的山桑子,可以發現受試者的睫狀肌調節能力變得更好,有效緩解眼部的疲勞,也因為可以抑制、緩解睫狀肌的緊張,對於假性近視具有一定的輔助效果。一般來說,中老年人想補充一天大概可以吃160-240毫克,對於四到十二歲成長期的兒童,如果想要預防或是緩解假性近視,可以考慮每天補充40-80毫克。黑醋栗也是花青素非常多的一種水果,科學家證實黑醋栗裡面獨特的類黃酮成分可以有效讓睫狀肌放鬆,同時還可以抑制水晶體的退化,和山桑子一樣,對於改善假性近視或是單純舒緩眼睛疲勞都有很好的效果,每日建議補充劑量是50毫克。

蝦紅素,或叫做藻紅素,也是針對眼睛疲勞很常見的一種保健食品,其實它跟蝦子沒有關係,屬於類胡蘿蔔素的一種,素食者以及對蝦蟹過敏的人也可以安心食用蝦紅素,它的結構跟葉黃素類似,雖然沒有辦法儲存在黃斑部,但對於舒緩眼睛疲勞很有幫助。根據義大利的研究,每天攝取4毫克的蝦紅素,可以有效穩定視力、提高視覺銳利度及舒適度。以上三種無論是山桑子、黑醋栗或者是蝦紅素,對於眼睛疲勞的改善都有所助益,不過民眾不需要每一種都買來吃,挑一種來食用,再加上讓眼睛好好休息就很足夠了。

乾眼症

　　乾眼症也是現代人很常遇到的問題，發生的原因包括久戴隱形眼鏡、用眼過度或是動完眼睛雷射手術之後，也會有一段長時間出現乾眼症症狀。除了適時使用人工淚液，也可以使用保健食品來輔助，像是智利酒果，又稱為馬基莓（Maqui Berry）。這個產品裡面有一種特殊的花青素，叫做飛燕草素（Delphinidin），可以透過控制淚腺的分泌來改善乾眼症，根據研究，每天食用智利酒果至少30毫克，不但可以增加淚液分泌，因其還有抗發炎的特性，可以進一步減緩眼睛疲勞的症狀。

市售的眼藥水要怎麼選？可以放多久？

　　除了吃的保健食品，很多人逛藥妝店或是到日本旅遊的時候，常會選擇購買眼藥水來緩解眼睛疲勞，大多緩解疲勞的眼藥水都含有一些益眼的維生素，像維生素A、維生素B2、維生素C和維生素E等，通常只要按照指示使用即可。只是大部分的眼藥水都不是隱形眼鏡專用，若是配戴彩色隱形眼鏡使用，更可能會造成隱形眼鏡上的色素脫落，刺激眼睛，所以隱形眼鏡族只能買特殊的眼藥水來使用。再者，眼藥水裡面如果有Zoline結

尾的成分，表示裡面含有血管收縮素，血管收縮素可以短暫解除紅眼症狀，卻不能長期使用。原則上使用一個月，就必須要停止數週後才能再用，否則眼球可能出現反彈性充血，得不償失。像大家常常購買的小花眼藥水，就含有Zoline結尾的血管收縮素成分，短期雖然能夠消紅眼，但長期使用會增加眼壓，不建議使用超過一個月。

我曾經在醫院遇過一個年輕小女生，因為愛漂亮每天都戴瞳孔放大片出門，但是又因為配戴時間過長，加上有色隱形眼鏡的透氧量不高，最可怕的是她把眼藥水當人工淚液來點，長期下來她眼睛常有血絲，直到某天朋友看不下去帶著她到醫院，來院時她有著如同吸血鬼一樣「血紅眼」，經過檢查醫生發現她有角膜炎、角膜水腫，血管新生嚴重等症狀，並逐漸影響視力。

值得注意的是，眼藥水開封後只能保存一個月，超過一個月會逐漸失去防腐效果，藥水罐內可能會有細菌滋生，這時候再點到眼睛上可能會造成感染。另外眼藥水是藥品，不能出國購買回來販賣或是送人，這些行為都是違法的。現在市面上也很常看到洗眼液這類產品，其中的成分主要是生理食鹽水、電解質、胺基酸、玻尿酸，依據不同品牌會加入血管收縮素或是抗組織胺等藥物成分，和眼

守護健康吃這些

藥水一樣,都是屬於藥品,所以購買之前要先諮詢過藥師,確認自己的需求以及裡面有沒有血管收縮素的成分,如果有的話也不建議長期使用。

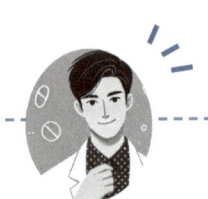

藥師小叮嚀

護眼最簡單也最重要的方式,就是避免長期用眼不休息,平常用電腦40-50分鐘就應該站起來走一走,休息10-15分鐘,望向遠方,讓眼睛肌肉休息,記得沒事多眨眨眼,做做眼球運動。擔心藍光的話,市面上也有很多抗藍光眼鏡或是螢幕保護貼可以選擇。在室內太乾燥的話,可以準備人工淚液潤濕,晚上回家也可以熱敷讓眼睛放鬆,並保持睡眠充足。最重要的是,不論哪一個年齡層都要定期做視力檢查,建議每年都要至少檢查一到兩次,才能夠讓眼睛的使用壽命長久。

不會增加身體負擔的油脂
魚油

目前國內有許多「健康管理師」或「體重管理師」的認證考試，只是由民間協會自己創辦的認證，不是經由國家考試核發的。某天，一位有「健康管理師」認證的朋友知道我喜歡研究保健食品，想要跟我分享最新魚油觀念，他先是告訴我一堆魚油的好處，然後告訴我市面上很多「不好的」魚油，會溶解保麗龍，現場將各款魚油滴在保麗龍上，告訴我「會溶解保麗龍的，就會同樣傷害你的器官！」當下那畫面確實驚悚，但我的心中更驚嚇，有認證的「健康管理師」，是否也是這樣到處宣傳錯誤訊息給民眾呢？

攝取魚油的目的

我們吃魚油，最主要就是為了裡面的Omega-3，Omega-3是一種不飽和脂肪酸，它跟豬油、雞油、鵝油

這些傳統動物性脂肪不一樣。你們可以想像成,「不飽和脂肪酸」因為吃不飽,所以比較「輕盈」,對人體的負擔比較小;吃飽飽的「飽和脂肪酸」當然比較重,多了就對人體產生負擔。由於不飽和脂肪酸比較不會沉積在血管壁上,進一步可以降低心肌梗塞的機率。除此之外,Omega-3還可以調節身體的發炎反應,提升身體免疫力,甚至可以活絡腦部的神經,對大腦和心臟都很有幫助,可以降低冠心病的風險。而小朋友或老人家適量攝取Omega-3,可以幫助大腦神經的發育以及達到保護功能。此外,它也可以改善乾眼症,讓你頭好壯壯,甚至有機會舒緩憂鬱的心情,所以現在很多專家和坊間廣告都在強調吃魚油的重要與好處。究竟為什麼跟Omega-6或是Omega-9相比,Omega-3特別厲害呢?這就不得不講到Omega-3裡面兩個很重要的成分DHA和EHA。

可以穿越大腦的DHA

DHA的全名叫做「二十二碳六烯酸」,是一種可以穿過「血腦屏障」以及「血視網膜屏障」的不飽和脂肪酸,血腦屏障和血視網膜屏障是人體兩道很重要的防線,因為

有這個特殊構造的屏障,所以外來的病原體不容易進到大腦和眼睛,同樣的,藥物以及保健的成分往往也會被這兩道屏障擋在外面,也就是說,就是想要補腦護眼,其實並不容易。而DHA是神經細胞的細胞膜的主成分,**攝取足夠的DHA就可以讓腦神經還有視神經獲得保護**。有文獻指出,如果成年人每天攝取DHA,可以提升記憶力,讓腦袋的血氧含量提高,小朋友的奶粉裡面常常添加DHA的原因,就是因為DHA可以協助讓小朋友的大腦完整發育,頭好壯壯。近幾年除了傳統DHA的產品,市面上也研發出了新型態的DHA,叫做LPC-DHA,這種DHA更容易通過血腦屏障,被大腦所吸收,可以刺激大腦生成神經細胞生長的重要原料「腦源性神經營養因子」,讓大腦發育得更好。

　　而成年人的護眼,針對需求通常有幾種選擇,想要預防黃斑部病變可以選擇葉黃素,想要增加夜間視力可以補充維生素A,如果想要緩解乾眼症,就可以考慮補充魚油。根據研究顯示,魚油裡面的DHA和EPA各自對眼睛具有不同功效,DHA可穿越血視網膜屏障保護視神經,而EPA可以在血視網膜屏障外發揮它的抗發炎能力跟抗氧化能力,進一步改善乾眼症問題。

活血抗發炎的EPA

EPA叫做「二十碳五烯酸」，也是屬於Omega-3的必需脂肪酸，具有很好的抗發炎效果，在人體主要可以協助降低三酸甘油脂的含量，也可以防止動脈硬化，因此可以預防心血管疾病，根據研究，EPA可以降低膽固醇，以及糖尿病患者引發心血管疾病的風險，根據2019年歐洲最新的血脂治療指引還有美國糖尿病指引建議，心血管疾病高風險族群，如果已經有在使用降血脂藥，但是三酸甘油脂還是超過135的人，建議併用EPA做為輔助。而EPA在人體的效果還不只如此，對於憂鬱和過動症患者，服用EPA有機會輔助改善症狀，2019年發表在期刊《Psychotherapy And Psychosomatics》的指引指出，成人若接受憂鬱症治療時，建議可以使用Omega-3和抗憂鬱藥物一起使用；臺灣營養精神研究學會也建議，憂鬱症的輔助改善可以選擇使用單方的EPA或者是EPA／DHA比例大於二比一的配方產品。

魚油應該吃多少量？

雖然魚油有這麼多的好處，但是針對不同的需求或是不同族群的建議攝取量是多少呢？根據WHO的建議，健康的成人可以每天補充300-500毫克的Omega-3，美國心臟

協會則是建議一天可以補充650-1,000毫克的Omega-3；針對膽固醇或者是乾眼症的保健，一天可以吃大概1,000毫克左右。基本上，成人一天只要不吃超過2,000毫克的話其實都非常安全。六個月以上二歲以下的小朋友如果想要單獨補充DHA的話，可以每公斤體重給予10毫克來進行計算，所以如果是10公斤的小朋友可以給100毫克左右，二歲以上到青春期前的小朋友可以給100-200毫克左右的Omega-3。

你吃的魚油有幾趴？

如果仔細研究市面上的魚油產品，你會發現魚油其實有三種型態：TG型、EE型以及rTG型，這三種的差異主要是在於魚油的化合型態，而它們之間的差異也是很多民眾感到疑惑之處。所謂「TG」就是指我們做身體檢查膽固醇的三酸甘油脂，大自然的Omega-3是以三酸甘油脂的形式存在，所以TG型的魚油可以說是最原始的型態。而EE型魚油，則是把TG型的魚油經過純化和酯化之後的產物，因此濃度更高，因為經過加工，成本當然也就跟著疊加上去，售價會稍微貴一點。而濃度最高的就是rTG型的魚油，所謂的r，就是Re-esterified，「再度酯化」的意思，讓它精粹、精粹再精粹，所以濃度是這三種裡面最高的一種，價格同時也是最高的。

購買魚油到底要注意什麼事項呢？我認為有兩大重點，購買魚油之前請確認「濃度」和「總量」。大家應該很能理解所謂「總量」所說的是Omega-3，如果Omega-3含量不夠，補充的意義就不大，所以選購魚油的時候第一個就是要看Omega-3的量夠不夠。接下來則是要談談濃度，為什麼現在魚油產品會標榜自己濃度有多高，而不是強調自己總量有多少？過去有些研究指出，濃度最高的rTG型，吸收率和生物可用率高過EE型的魚油，但也有一些研究發現，初期服用rTG的身體可用率比較高，但是如果長期服用的話，其實每種產品之間的差異不大。若以藥師的角度切入，因為魚油必須要吃到一定總量才會有效果，濃度高也表示純度高，這樣可以「少吃幾顆」方便性高，比較不會受到討厭吃藥體驗的民眾排斥，也可以減少攝取魚油產品中的「雜質」和「賦形劑」。不過魚油濃度的標示並不在法規的規範之內，所以很多產品必須要消費者「自己算」才知道濃度是多少。一般來說，很多產品都會標示Omega-3的含量，將Omega-3的含量除以魚油的總量就能知道濃度是多少。舉例來說某款魚油產品每顆含有100毫克魚油，但是裡面的Omega-3含量是80毫克，這樣的魚油濃度就是80%。另外有一些產品會把EPA和DHA分開標示，基本上這兩項的數值加起來「幾乎」就可以將其視為Omega-3的

量,但是為什麼藥師會說「幾乎」呢?因為Omega-3之中除了DHA和EPA可能還有一些雜質,畢竟是自然界的食物嘛,不可能像化學合成的數值這麼精準,不過一般來說將DHA和EPA的含量相加就非常接近Omega-3的總量。無論是用哪一種方式來計算,結果都不會相差太遠。總之,不用管魚油有幾趴,最重要的是定期吃、定量吃,才最有效。

魚油為什麼能溶解保麗龍?

回到一開始「魚油分解保麗龍」的故事,究竟對人體是否有害?衛福部食品藥物管理署已出面說明「市售魚油中所含EPA及DHA可能以TG型或乙酯化型態存在,當產品中乙酯化型態之EPA及DHA含量較高時,該等成分結構極性與保麗龍類似,則會有溶解保麗龍現象,此為正常現象」。讀者應該可以清楚理解,其實這和魚油中是否含有有機溶劑完全沒有關係,是因為EE型的化學結構而出現的自然現象,可是還是有些廠商或是業務沒有掌握到最新資訊,導致民眾也跟著被誤導,實為可惜。

魚肝油不等於魚油

藥師遇過某些家長搞不清楚魚油、魚肝油的差別,結果買錯給小朋友吃,雖然這兩種成分都來自魚類,名字只

差一個字，但是內容物天差地遠。魚肝油裡面最主要的營養是維生素A和維生素D，維生素A主要是幫助夜視力，而維生素D主要是協助鈣質的吸收，作用目標不同。藥師也有被問過，「難道魚肝油裡面沒有Omega-3嗎？」當然有，只是含量非常少，所以選購產品時要看清楚，差一個字差之千里。

那如果想要一起補充魚油和魚肝油可以嗎？當然可以啦，而且一起補充吸收效果更好。吃魚油最好的時機是和高油脂的食物一起吃，不是叫你配肥肉吃啦！是說三餐之中如果午餐或晚餐吃得比較豐盛，就可以在飯中或是飯後服用，連同其他脂溶性維生素或營養素也都可以一起吃，像是維生素A、D、E、K、葉黃素、玉米黃素等。

魚油也有安全性認證

為了要獲得含量較高的魚油，大部分的廠商都會選擇深海魚作為原料，但深海魚是食物鏈的後端，如果海洋中有重金屬，也有可能透過生物累積，跑到大魚的身體，有鑑於此，很多廠商會送驗並證明自己的產品沒有重金屬或受到戴奧辛汙染。讀者朋友可以認識一個字叫做「IFOS」，只要商品標示上有IFOS就表示通過了相關無汙染無重金屬認證，民眾可以放心食用。

雖然上面講了這麼多魚油的好處，如果是吃素的朋友應該會覺得相當可惜。事實上，魚油雖然是很好的Omega-3來源，但並不是唯一來源。除了深海魚油，譬如海藻油、紫蘇油等油脂中也有很多Omega-3，很多素食者推廣的亞麻仁油也富含Omega-3，所以不需要擔心因為無法吃魚油就攝取不到Omega-3。

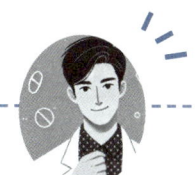

藥師小叮嚀

魚油裡面的Omega-3對人體的益處非常多，為了達到預期效果，必須要長期攝取才行，許多人會在「魚油濃度」或是「魚油型態」上面大做文章，然而無論是哪種型態都被證明對人體是安全的，重點還是每天都要攝取，而不是三天補魚油，兩天忘記吃，養成定期吃最有效。

地龍不一定能讓你變活龍
蚓激酶

　　一則好的廣告往往能夠觸動人們的情感，引發大眾的共鳴，藥品廣告自然也不例外。所以當小女孩騎車壓到奶奶的腳，奶奶卻沒喊痛，小女孩淚汪汪一句「阿嬤，你怎麼都沒有感覺！」便和血液循環的藥物搭起了「記憶的橋梁」，叫人想忘也忘不掉。最近，我只要身處在台北市區的「地底下」，無論是搭捷運，還是走在地下街，都常常看到蚓激酶的廣告，連製作人好友也常常跟我說：「藥師啊，我又看到神秘的蚯蚓廣告了。」就這樣被它洗腦了一陣子之後，有天我在查找文獻時，竟不自覺去找了蚓激酶的研究，意外開啟了一趟地底知識之旅，因此在這一篇，就是要來跟大家解密「地龍之力」。

傳統中藥材，現代新發現

　　蚯蚓又叫做地龍，可以在堅硬的土地上來去自如、鑽

天遁地，彷彿是遨遊地底的龍。而一般人想到蚯蚓，大概只會想到牠是辛苦幫忙鬆土的小天使，有些人覺得牠蠕動的樣子很噁心，根本不會想到牠可以入口。事實上，食用蚯蚓在華人社會早已行之有年，因為蚯蚓是一種中藥材，主要功效是清熱息風、平喘，還有利尿的作用，對於治療氣虛血滯、水腫、小便不利、肺熱哮喘都有效果，《本草綱目》裡面介紹蚯蚓有解熱的效果，《神農本草經》中也提到可以通經活絡，在治療氣喘、血壓、增加血管通透性、提升血液循環等症狀都有效果。

而現代醫學一直要到1983年才發現蚯蚓身體裡面潛藏的秘密，日本宮崎醫科大學的教授美原恆博士發現，蚯蚓死掉之後，不像一般動物肉體會逐漸腐爛並發出惡臭，而是會被其體內某種酵素逐漸分解、消失，美原博士進一步研究後發現蚯蚓的腸道、皮膚還有尿液之中都有這樣的酵素，經過精煉最後終於揭開了這個神秘酵素的面紗，也就是本篇所要介紹的蚓激酶（Lumbrokinase）。

有助於清除血管栓塞

蚓激酶因為可以分解蚯蚓而受到科學家的關注，仔細研究它的機轉之後，發現其有溶解血栓的潛力，這也意味

它能夠降低心血管疾病的風險。蚓激酶最特別的地方在於它溶解血栓的機制不只一種，而是多路並進，所以更為科學家所好奇。人體內的血栓不是單一成分，無論是幫助凝血的血小板，還是跟著大魚大肉進來的膽固醇，都有可能成為塞住血管的材料，一般來說，這些成分可以透過纖維蛋白近似捆繩的作用，把它們綁在一起，變成一個很大的複合物，逐漸堆積在血管壁上，成為堵塞血管的元兇，因此纖維蛋白也可以說是造成血栓的元兇之一。

　　過往許多藥物像是Statin類藥物、紅麴，都是在降低膽固醇的合成；阿斯匹靈則是降低血小板的凝集阻止栓塞，但是蚓激酶跟它們不一樣的地方，在於它利用了多種作用於纖維蛋白的機制，達到破壞血栓的效果。蚓激酶可以直接溶解血中的纖維蛋白，就像把繩子剪成小小的碎片，讓它想綁也綁不起來。另外，它還能增加身體主動溶解纖維蛋白的能力，等於是多找幾個人來把繩子剪斷，大幅減少繩子的數量，最絕的是它還可以減少製作繩子的原料，讓繩子無法出現，連綁的機會都沒有。

　　一旦血管堵塞的風險下降，原本的血管擴張後，血液循環自然就會變好，而且堵塞的血管會增加血壓，如同颱風天後河道上會有很多漂流木一樣，船隻就無法行駛，增加交通往來的壓力，現在把這些阻塞物都清除了，壓力自然就會下降，血管的傳輸能力變好，無論是血壓或新陳代謝也都會

逐漸恢復到正常狀態。另外在國內也曾經有研究發現，蚓激酶可以保護心臟和大腦對抗缺血後再灌注的損傷，有點像是水庫枯水期過後一次大量注水所造成的壓力和破壞，並改善心臟和神經功能，是一個很有潛力的心臟與神經保護劑。

手術後預防沾黏

蚓激酶的潛在功效還不只如此，根據2023年韓國的最新研究，在動物實驗中發現，蚓激酶可以透過增加纖維蛋白的溶解活動，有效預防腹部手術後腹腔沾黏。動過手術之後，腹膜和腸子、腸子和腸子間可能會出現沾黏，導致患者出現食慾不振，噁心嘔吐等問題，嚴重的話甚至會造成阻塞，進一步造成細菌感染以及敗血症。蚓激酶可以透過纖維母細胞中AP-1的途徑，降低容易黏附的ICAM-1蛋白，減少沾黏，而且研究中也發現和其他抗沾黏的物質相比，使用蚓激酶可以大大降低全身出血的風險，是一種很有前景的抗沾黏材料。

醫美後的傷口照護

許多愛美女性曾有進行醫美的經驗，無論是蜂巢皮秒雷射，或是某些重整手術都會產生一定的傷口，傷口的照

護如果沒有做好,可能會因此留下色素沉積或是疤痕,照護傷口需要膠原蛋白協助,傷口產生之後,透過膠原蛋白增生、堆疊,可以逐漸填補傷口、達到復原。但你有沒有這樣的經驗,如果在癒合的過程中不小心擠壓到傷口,或是受傷部位在本來就很容易有皺褶的位置,或是因為忍不住癢意搔抓而破壞了肌膚紋理,最後就會讓新長出來細胞排列不平均,甚至出現凹一塊凸一塊的情況,變成無法弭平的疤痕。所以膠原蛋白的增生對於傷口復原很重要,如何讓它好好排列生長更是重要課題。在動物實驗裡發現,蚓激酶對於傷口癒合具有很好的助益,不僅有助於膠原蛋白增生,還可以調節分泌膠原蛋白的「纖維母細胞」,透過這種調節讓傷口在癒合的過程中,增值的細胞不會「過薄或過厚」。

蚓激酶應該吃多少?

許多民眾很好奇,「那我應該吃多少劑量?」這點是讓身為藥師的我相當頭痛的問題,首先保健食品不像藥品,並不是每一種都有「定量」。以紅麴為例,衛福部建議的每日攝取量應該達4.8毫克,但是最高不可以超過15毫克;可是像是「雞精、人參」或各類「動植物萃取物」,雖然產品包裝上會說明建議劑量,像是雞精一天建議不要超過一罐,但是實際萃取的濃度是多少,往往沒有辦法確切掌握。蚓激酶其實也一樣,常見的日本產蚓激酶產品會建議一

天吃1,800毫克,並分成兩到三次來吃;印尼研究單位則是建議一天吃三次,一次不要超過490毫克;中國的蚓激酶甚至不是以毫克為單位來標示,更容易造成消費者困惑。我要再次強調,因為每家藥廠的濃縮技術不一樣,況且目前無論是食品還是藥品法規,都還沒有將蚓激酶納入規範,所以一般來說,還是建議你以當下購買產品的建議劑量為參考值來使用比較安全,這樣就算使用之後有問題,也不會有「是民眾自己過量使用」而造成責任歸咎難以釐清的狀況。

蚓激酶的副作用

介紹了這麼多蚓激酶的效果,讀者們千萬不要把它當仙丹,它還是具有副作用的。嚴格來說,蚓激酶其實是一種「蛋白酶」混合物,酶就是一種酵素,儘管蛋白酵素對於身體的負擔和副作用不大,但是仍有一定影響,主要是與「出血」相關。就像其他的抗血栓藥,無論是阿斯匹靈、瓦法寧,甚至是保健食品裡面的維生素E、魚油等等,都有「通血路」的效果,所以潛在副作用就是血流不止、容易瘀青等。根據研究,蚓激酶有較高的纖維蛋白專一性,因此出血風險較低,雖然保健食品安全性高,還是建議避免一起服用。而在安全性的考量上,曾經有文獻提到,在動物試驗中如果給予超過每公斤1,080毫克的份量可能會有胚胎毒性,也就是可能會傷害到胚胎,但這個量實在太大了,相當於一

個50公斤的人一天要攝取54,000毫克，遠遠超過一般人可能攝取到的劑量，所以安全性頗高。不過因為蚯蚓是長期在土裡活動的動物，如果在純化過程中，沒有做好環境的清潔消毒，就有可能會因為土壤污染物而造成腸胃不適的問題，建議消費者在購買的時候還是選擇較大的廠牌，或是評價好的藥廠所製造的蚓激酶產品，使用起來更加安心。

因為蚓激酶和預防心血管、中風的藥物有著類似的作用，所以民眾在使用蚓激酶的時候，要避免跟抗凝血劑，像是阿斯匹靈和瓦法寧一起服用，中間至少要相隔1個小時。固定使用心血管藥物的民眾，則是建議不要額外使用蚓激酶，以免類似效果太強，導致副作用的發生率提高。另外孕婦、哺乳媽媽、兒童、血小板天生低下，或者是正在接受肝素治療的民眾，也不建議使用蚓激酶，使用之後如果有不舒服的症狀，建議直接停止使用，詢問藥師或醫師後再開始使用，最為安全。

最後藥師必須提醒大家，目前蚓激酶的研究以及實驗尚停留在「動物實驗」階段，還沒有通過人體試驗，所以食藥署也在官網上闢謠，「關於坊間流傳『蚓激酶可以清除血脂、血栓』的訊息」，食藥署提醒這個沒有相關科學論述依據及作用機轉，對於這種沒有根據的傳言，應該抱持小心謹慎的態度，不要隨便輕易相信。因為沒有經過人

體試驗，所以即便是在「理論上」或「動物實驗中」的發現，都不能直接認定在人體身上就一定能獲得預期效果。建議民眾將保健食品當成「食品」看待，而不是藥物的取代品，甚至是仙丹，才能使治療不延誤，健康更綿長。

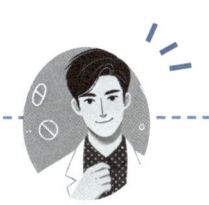

藥師小叮嚀

民眾出國時常常會遭遇「水土不服」的情況，其實從國外買回來的保健食品也有此隱患，蚓激酶不是平常國人會接觸到的動物成分，在國外購買相關產品服用具有過敏風險，因此建議這類新型態保健品最好是在國內購買，如果吃出問題也才不會求助無門。

千杯不醉就靠這一味
薑黃

薑黃是什麼？

以前在業界上班時，時常與客戶吃飯聯繫感情。特別是歲末，總有聚不完的餐、喝不完的酒，隔天起床肚子還沒感覺，頭就先痛得炸裂了。所以業務們都會在包包裡面放入自己的解酒法寶。有一年，主管在尾牙前從包包裡拿出從日本買的「薑黃」，對大家說：「今天的酒都交給我來擋，因為本宮有了新法寶。」

薑黃是近年來非常紅的產品，經常能夠在不同地方看到產品廣告，也是各大健康節目的新寵兒。記得有一年冬天去居家訪視的時候，獨居阿嬤端了一碗薑湯給我，還說「這個電視都有在報，裡面有薑黃對身體很好。」我趕緊向阿嬤解釋，薑湯可以暖身，可是裡面沒有薑黃，薑黃是另一種東西，不在我們一般吃的薑裡面。在此幫大家科普

一下,薑黃和薑雖然都是廚房裡的辛香料,但是同科不同屬。薑黃是咖哩的主成分之一,它和薑一樣都可以入藥。中醫使用薑黃已經有千年歷史,從中醫角度來看,它具有「破血行氣、通經止痛、活血化瘀」之效。後來經過西方科學證實,薑黃的確有抗凝血的功能,並且發現了更多薑黃的好處。

薑黃的主成分及生理效果

薑黃最主要的活性成分薑黃素(Curcumin),是一種不溶於水的酚類化合物,這幾年薑黃成為超級食物的代表,主要是因為薑黃素潛在的「抗癌」效果。根據研究,薑黃素可以透過影響不同的細胞訊號傳導路徑表現出抗癌能力,在細胞實驗中,發現薑黃素可以促進動物及人類癌症細胞株死亡;在部分人體實驗中,也發現薑黃素對癌症預防與治療,可能具有發展潛力。但若不想吃萃取後的薑黃產品,**轉**而從天然食物中獲取薑黃素,所得到的效果會比**攝**取經萃取的成分差喔!因為薑黃素的溶解度差,人體不好吸收,身體可使用率很低,連帶也限制了薑黃素的輔助效果。所以市面上薑黃的保健食品大多經過萃取,才能夠在人體內累積足夠濃度並發揮效果。

薑黃在人體內的生理效果不僅於此,不少研究顯示薑黃素對於預防心血管疾病有很大的潛力。首先薑黃素具有

抗發炎、抗氧化的能力，可以強化血管的內皮細胞，此外也能降低體內膽固醇的合成，通透血管讓血管不阻塞，並且透過抑制心肌細胞肥大，延緩高血壓或心肌梗塞引起的心臟衰竭。另外，臨床研究顯示，薑黃素可以有效降低糖尿病前期轉變成糖尿病的風險，對於降低血糖、糖化血色素以及改善胰島素敏感性等都有不錯的效果。其實薑黃素之所以有這麼驚人的「功效」，最主要是因為其本身有極為強大的抗發炎、抗氧化能力，而許多疾病的原因都是因為身體「發炎反應」，無論是癌症、心血管疾病、糖尿病、腎臟病或是失智症，透過降低造成發炎的「化學因子」，自然可以讓身體得到舒緩。

　　和其他差不多功效的保健食品相比，薑黃最大的不同就是，不只可以內服，還能夠外用！臺大博士論文就針對「薑黃素加入凝膠」來探討加強皮膚傷口癒合。在動物實驗中，發現加入薑黃素的傷口癒合更加快速，癒合過程中還可以增加體內纖維母細胞分泌膠原蛋白、肌動蛋白（維持細胞結構的蛋白質）的量，而得到結論「外用薑黃素，通過調節各種細胞內因子，可加速動物的傷口癒合」。因此大家可以在市面上看到薑黃素面膜、入浴劑等產品，甚至還推出「醒酒面膜貼片」，強調可以讓宿醉的皮膚快速恢復透亮。至於效果如何？就見仁見智囉！畢竟不是吃進身體裡面，能夠吸收的劑量不

同,效果也相對有限,而且皮膚科醫師也一再提醒,薑黃畢竟是辛香料,如果是敏感性肌膚的民眾,最好先確定自己沒有過敏反應再來使用。

薑黃真的可以解酒嗎?

大家還記得前面提到主管介紹的「解酒新法寶」嗎?薑黃也是一個常常在「解酒液」中出現的成分,姑且不論效果如何,許多人都是先吞幾顆再說。不過薑黃到底有沒有解酒效果?在目前衛福部所核准的藥品中,並沒有任何藥物的適應症是「解酒」,換言之,沒有什麼藥物可以解酒,酒精的代謝主要還是仰賴肝臟來處理,別無他法。不過,這並不代表解酒液沒有任何效果,例如對長期酗酒的人來說,因為酒精會抑制身體維生素B1的吸收,可是代謝酒精又需要靠B1,所以解酒液中的B群成分有助於酒精代謝,但也只是恢復到一般人的代謝速度而已。解酒液裡面的薑黃素也有輔助效果,因為酒精代謝過後會產生乙醛,容易誘發身體發炎和免疫反應,造成常見的「宿醉」症狀,雖然薑黃素沒有辦法加速酒精代謝,但薑黃素強力抗發炎和抗氧化能力可以緩解宿醉的感覺,讓飲酒者舒服許多,早點擺脫噁心、嘔吐、頭痛的症狀,所以薑黃「雖然沒辦法讓你早點醒,卻可以讓你少點暈」。

顧胃還是傷胃？

「薑黃到底是顧胃還是傷胃？」根據目前的動物研究結果，發現薑黃會抑制造成發炎的第二型環氧化酶（COX-2），不會抑制控制胃酸分泌的第一型環氧化酶（COX-1）增加胃酸。在某些動物實驗中則發現到，薑黃素可以在胃損傷的老鼠體內形成一種保護物質，可能有保護胃部的效果。至於胃不好能不能吃薑黃這類辛香料？其實這個東西吃進去是否傷胃，食用的人自己最清楚。就像中醫師常說的，每個人的體質不一樣，有好處的成分未必適合每個人，若是不清楚自己的體質適不適合使用，請教醫師或許會比較清楚。不過有一點倒是能夠確定，就是薑黃素確實與某些藥物具有交互作用，因為它活血化瘀的效果，可能會抑制血小板凝集，如果有在使用瓦法寧（Warfarin）這類抗凝血藥物或是抗血小板藥物的病人不建議併用，也不建議孕婦或是哺乳中的媽媽使用。如前述提到，薑黃也可能降低血糖，所以如果在服用降血糖藥的病人，不建議併用高劑量的薑黃素，以免造成低血糖的風險。此外，也不建議使用器官抗排斥藥物的病人使用，因為擔心會誘發自體排斥反應。

薑黃素的建議食用劑量

目前國內沒有明確建議薑黃素的食用量，不過根據WHO建議，每人每天食用薑黃素的分量，以每公斤體重食用0-3毫克為基礎，一天最多不攝取超過200毫克為主，如果是60公斤的民眾，一天建議攝取量以180毫克為上限。因為薑黃素屬於脂溶性的營養素，最好的食用時機是和午餐或晚餐一起吃，亦可與其他脂溶性保健食品一起服用，像是維生素A、D、E、K或魚油、葉黃素等。

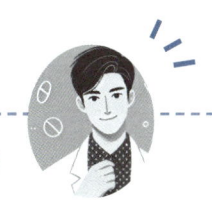

藥師小叮嚀

雖然有相當多研究文獻證明薑黃素的潛在療效，但大部分研究是動物或是體外試驗，目前沒有大規模的人體試驗證實其治療功效，因此請民眾不要把薑黃當成「仙丹」來取代藥物。另外有些產品聲稱薑黃素具有保肝的效果，但脂溶性的營養素往往也需要透過肝臟代謝，所以建議攝取合理劑量，切勿過量，避免增加肝臟的負擔。

Part 3

美容保養
基本功

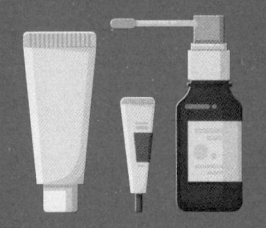

關於愛美人士需要的保健食品，以下哪一句敘述是正確的？

A：膠質和膠原蛋白最大的不同是一個來自豬皮，一個來自海鮮。
B：長期使用番瀉葉對減重無益，更可能提高罹癌機率。
C：日本的美白錠不能進口到臺灣，是因為裡面含有大劑量維生素C。

這三句話只有一句話是正確的，但如果是愛美的女性朋友，這幾個議題，你必須要關注！藥妝店跟一般藥局最不一樣的地方，就是賣藥品也賣美妝品，這是很多年輕小女生、都會女性喜歡逛藥妝店

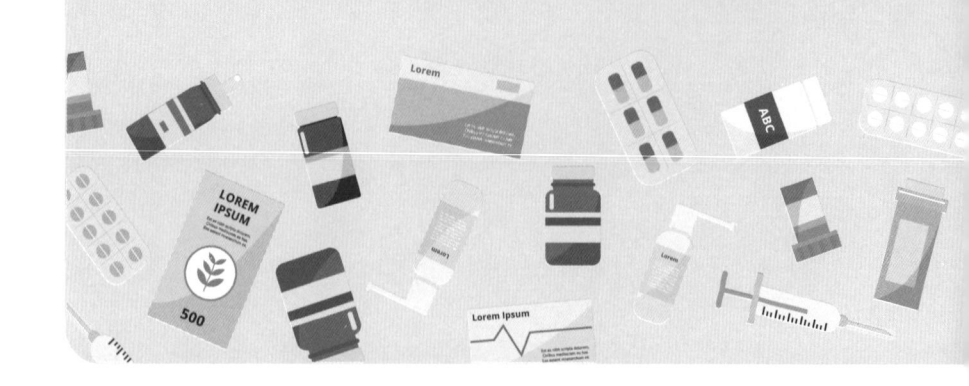

的原因,因為所有跟「美」有關的需求,在這裡可以一次獲得解決。一個有經驗的藥妝店藥師,除了藥學專業度要夠,還必須了解美麗的「眉角」,才有辦法好好服務客人。原本不在意外表的我,不知不覺也開始理解「外在就是最有力的名片!」如何不濃妝豔抹,也能讓別人看到自己最美好的一面。選對藥妝和保健食品不只可以幫你維持外在美,也可以幫你維持「內在美」。所以這個章節就讓我來告訴你,怎麼在藥妝店讓自己獲得「由內而生的自信美」!

對了,短期便秘可以使用番瀉葉軟便,但長期使用可能會傷害腸胃道喔!答案是B,你答對了嗎?

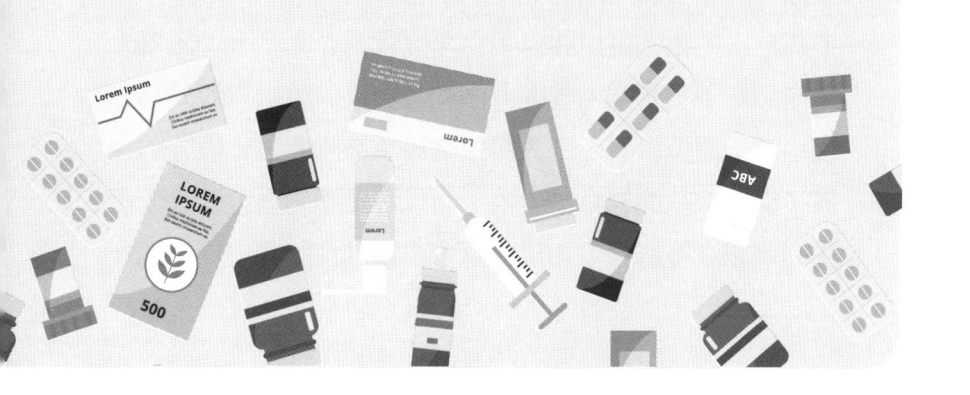

是膠質還是蛋白質？
膠原蛋白

「五花肉」是臺灣人飯桌上很常見的食物，用醬油滷得香Q軟爛，總能叫人扒好幾碗飯，小時候也常常聽大人說：「肥肉特別有膠質，吃了之後皮膚才會Q彈。」然而，這個說法等到長大當藥師後才發現並非如此，所謂「膠質」，指的是植物的水溶性膳食纖維，而「膠原蛋白」指的是存在動物外基質和結締組織中的結構蛋白質，像是皮膚、肌腱、韌帶等，三層肉軟Q的部分不是「膠質」，也不是「膠原蛋白」，而是實實在在的肥肉，好吃歸好吃，但也是心血管的殺手。於是有民眾發問：「如果我非常認真攝取豬皮、雞冠這類食物，是不是就可以不需要補充膠原蛋白的產品？」膠原蛋白到底有沒有辦法「以形補形」，透過服用膠原蛋白來進行補充呢？來！先幫大家複習一下生物課，吃進身體的蛋白質，會被胃酸分解變成小分子的蛋白質，進入腸道之後又被腸內消化液分解，最後變成胺基酸被身體吸收。所以，聰明的你，心中所產生的疑慮沒有錯。但如果膠原蛋白跟其他的蛋白質一樣最

後都是被分解成胺基酸,那麼吃膠原蛋白的需求跟道理何在呢?

常見膠原蛋白有五種

膠原蛋白是人體的鋼筋水泥,是一種結構性的蛋白質,主要由纖維母細胞所分泌,纖維母細胞就是膠原蛋白的母親,經過適當刺激後,可以產生膠原蛋白。膠原蛋白就是人體含量最多的蛋白質,佔了總量的30%,相當於體重的6%。主要分佈在全身各個組織和器官之中。目前已經發現的膠原蛋白總共有二十九種,其中佔比最多,也是我們比較熟悉的大概有五種。

第一型膠原蛋白

佔全身蛋白質四分之一以上,很大一部分存在皮膚裡面,是負責支撐皮膚非常重要的角色。我們的韌帶、肌腱、骨骼以及很多器官都是由第一型膠原蛋白組成,可以說是最最重要的膠原蛋白。

第二型膠原蛋白

主要是建立軟骨結締組織,所以關節的健康和第二型膠原蛋白密不可分。市面上常見關節炎的保健食品,都會

特別強調其中含有UCII，指的就是非變性第二型膠原蛋白。

第三型膠原蛋白

跟第一型很類似，主要也是用來構成人體的器官和皮膚，用來提昇皮膚的彈性和緊緻感，另外第三型膠原蛋白也和心臟血管的組織特別有關係。

第四型膠原蛋白

構成人體「基底層」的重要原料，所謂基底層，是人體內最基本、最底下的一層薄薄的凝膠狀液體，人體的器官和組織有了基底層的包覆，就可以避免摩擦受損。

第五型膠原蛋白

組成人類頭髮，還有媽媽孕育寶寶時構成胎盤的主要成分。

膠原蛋白吃了到底跑到哪裡去？

隨著年齡的老化，身體裡面的膠原蛋白會越來越萎

縮，皺紋也隨之出現。年輕人的皮膚之所以可以這麼有彈性，就是因為他們的纖維母細胞可以大量分泌膠原蛋白。可惜，隨著年齡增長，身體的膠原蛋白分泌量越來越少，就像老房子再怎麼拉皮，一旦鋼筋結構崩壞，房子終究會垮下來，也是非常多女性朋友的噩夢，因此如何穩固、加強主結構就變成追求健康最重要的工作。回到剛剛的問題，無論身體吃進了多少蛋白質，經由我們的消化系統分解之後，最終會產生胺基酸分子，並成為身體各種蛋白的合成原料。這時問題來了，我們吃進這麼多蛋白質，人體又沒有辦法自主控制蛋白質的合成，無法控制應該要在哪個部位、哪個組織、哪一條肌肉製造新的蛋白質，就像小朋友喝牛奶是為了長肉肉，但是我們沒有辦法決定肉肉是要長在手臂、大腿還是背部。萬一自己吃了很多膠原蛋白，但是卻跟健身的人喝蛋白粉一樣，蛋白質全部都長到肌肉部位，而不是用於合成膠原蛋白的話，會不會就變成金剛芭比了呢？

補充膠原蛋白可以獲得增生材料

各位女性同胞先冷靜！冷靜！的確，依照前述所說膠原蛋白分解之後，最終會變成小分子胺基酸的過程，所幸，科學家也發現，在膠原蛋白分解的過程中，會產生一種二勝肽分子，是兩個胺基酸所組成的一個小分子。這種

二胜肽分子，可以有效刺激皮膚真皮層纖維母細胞的增生，同時也可以刺激更多玻尿酸的生成，進而達到除皺和美肌的效果。也就是說，吃膠原蛋白，不只是增加身體合成蛋白質的原料，更可以有效的刺激目標細胞，在對的地方產生我們想要的膠原蛋白。不過藥師還是要提醒一下，目前科學家所獲得的這些結論，都是基於一些小型研究、體外試驗或動物性實驗，還沒有系統性大型人體試驗能夠佐證，不過從這些實驗結果中我們也能夠看到，食用膠原蛋白只能產生一定程度的效果，並不是無限補充就能有無限的膠原蛋白。

膠原蛋白的來源

如果你有機會到藥妝店逛逛，大概可以發現目前膠原蛋白產品主要來源有幾個：雞皮、豬皮、魚皮和魚鱗等。常常有民眾詢問藥師，不同原料製成的膠原蛋白會有差異嗎？根據研究，使用魚類原料（特別是魚鱗）所製成的膠原蛋白，被人體吸收的效果較好，以豬皮製成的膠原蛋白，吸收率就比魚類來源的差一點，吸收率差別在於分子量的大小。魚類所製成的膠原蛋白產品分子較細緻，更容易被人體吸收。但看到這裡也別急著去掃光架上的魚類膠原蛋白，前面提到，吃膠原蛋白之所以能夠產生膠原蛋白，是因為在分解的過程中，產生的二胜肽分子會去刺激

纖維母細胞增生合成膠原蛋白，豬皮製成的膠原蛋白經過人體吸收分解後，可以產生更多的二胜肽分子，對於刺激身體產生膠原蛋白的效果比魚類更好。目前市面上很多膠原蛋白的產品，都是用豬、魚混合原料所製成，各取優點，達到好吸收又好生成的效果。

無論是以魚或是豬作成的膠原蛋白，多少都會有一點腥味，其實大部分的品牌都會添加矯味劑來降低腥味，如果還是覺得味道無法忍受，也可以選擇將它添加到自己喜歡的飲品中，提高適口性，不過有一點要特別注意的，盡量不要選擇熱飲，因為當溫度超過60度的時候，蛋白質會變性，效果可能會大打折扣。

膠原蛋白要吃多少量才有效？

根據研究，膠原蛋白每天補充量至少要超過5,000毫克，才有辦法產生足夠的二胜肽分子，來刺激纖維母細胞分泌合成膠原蛋白，所以超過5,000毫克再多補一些也無妨，因為人體一天所需的蛋白質遠超過這個分量，只是多吃的話，你的荷包可能受損，而且營養也不夠均衡。回到前一段許多民眾詢問的問題，「多吃豬皮、魚皮、雞冠是不是就不需要額外補充膠原蛋白？」答案恐怕並非如此，直接食用從動物身上獲得的原料，無法像膠原蛋白產品容易被身體快速分解、吸收，而且豬皮的脂肪含量很高，約

佔80%，蛋白質含量大約是20%，大量吃豬皮只會讓你越來越肥胖，卻補充不到所需膠原蛋白的分量，反而賠了夫人又折兵。

什麼樣的膠原蛋白好？水解的卡厲害嗎？

市面上很多膠原蛋白都聲稱自己是水解膠原蛋白，如同小朋友喝的水解奶粉，所謂「水解」，就是把膠原蛋白的分子量降低，讓身體比較容易吸收。理論上水解的小分子膠原蛋白產品比較好吸收，但如同藥師一再強調的，吸收率高固然很重要，但有沒有辦法產生足夠的二胜肽分子才是重點，所以水解產品裡面本身具有足夠的二胜肽分子、三胜肽分子，對於後續膠原蛋白的合成和增生才有實質意義。

為什麼含有UCII的產品都那麼貴？

常常有人會問藥師：「一樣是膠原蛋白，為什麼含有UCII（非變性第二型膠原蛋白）的產品比較貴？」UCII跟人體的免疫系統有關係，然而要將UCII純化並不容易，需要經過高度精密技術才能順利萃取、提煉，所以費用也就更昂貴一點。

像UCII這類「非變性第二型膠原蛋白」被身體吸收

後,可以刺激小腸裡面的T細胞,T細胞是用來守護我們免疫系統的細胞,所以當T細胞受到刺激,進一步分化成為「調控T細胞」,也就是調控身體發炎反應開關時,就可以成功把身體的發炎反應給關掉,降低關節發炎反應。所以利用UCII補充膠原蛋白和吃一般膠原蛋白來補充膠原蛋白,這兩種的路徑並不一樣。

UCII會跟T細胞一起合作抑制發炎反應,用來保養關節,比起一般膠原蛋白更加有效。既然有「非變性」的膠原蛋白,那當然也存在「有變性」的膠原蛋白,這兩個之間的差別是結構上面的差異。你可以把這個「變性」想成「改變性質的變質」,如果失去原本非變性蛋白的高等複雜結構,也就隨之失去調控免疫機制的效果。

如果你問我,「既然UCII也是一種好的膠原蛋白,我是不是選擇吃UCII就好?可以降低關節發炎反應,也能達到一般刺激膠原蛋白增生的目的,感覺可以一兼二顧。」當然可以啊,只是在此需要先提醒一下大家,UCII非常非常貴,這樣吃極度傷本,如果不是有什麼需求,建議讀者不用這麼做,選擇使用一般的膠原蛋白就可以了。

膠原蛋白要產生,維生素C不可少

合成膠原蛋白,除了需要有足夠的胺基酸作為原料之

外，另一個不可或缺的成分是維生素C，否則就算你吃進再多膠原蛋白，產生再多二胜肽分子來刺激纖維母細胞，也無法生成膠原蛋白。就像是吃了很多鈣片，但是沒有補充維生素D，血液中的鈣質就無法吸收到骨頭裡面一樣，必須要一應俱全，才能完整作業！維生素C在人體內的作用非常多，可以美白、提升免疫力、合成膠原蛋白，根據衛福部的營養補充建議，一天至少要攝取100毫克的維生素C，再多一點也無妨，不要超過1,000毫克就好。

素的膠原蛋白？

考量到素食者的需求，市面上也可以找到一些「號稱」素食者可食用的膠原蛋白產品，但仔細看了原料會發現，大多是一些像木耳、海藻、海帶，這些只能稱作是「膠質」，並不能跟膠原蛋白劃上等號。結合前面的介紹，我們可以知道三層肉裡面沒有膠質，植物中的水溶性膳食纖維才是「膠質」，但這並不是膠原蛋白。在此藥師必須要幫大家釐清，膠原蛋白只存在動物組織裡面，人類無法從植物中獲得膠原蛋白。所以素食者抱歉了，如果想要補充膠原蛋白，可能會害你破戒。

想要靠食補，可以怎麼吃？

但是素食者，或是不想額外買膠原蛋白產品來吃的朋

友也不需要氣餒，因為膠原蛋白本來就是人體會自行產生的物質，就算沒有補充原料，身體還是會持續生成。落實日常的皮膚清潔與保養，增加皮膚的活性其實更加重要。另外日常飲食中，我們可以多攝取豆類食品等富含蛋白質的食物，例如豆漿、豆腐或是黑豆、毛豆等。同時要多吃蔬果，補充足夠的維生素C，以提升身體抗氧化能力，並且避免油炸物和精緻澱粉，讓身體的油水平衡，降低膠原蛋白的萎縮。避免熬夜，不抽菸、不喝酒，出門一定要記得做好防曬，才可以延長皮膚的活力，讓身體的老化速度比實際年齡慢，人就會看起來更年輕、更美麗。

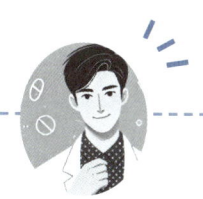

藥師小叮嚀

吃膠原蛋白不只有機會刺激身體增生更多膠原蛋白，同時也是在幫身體補充更多蛋白質。然而，蛋白質的補充不能只依靠膠原蛋白，人體每天必須要攝取至少體重數字1.2倍公克數的蛋白質，就算沒有二胜肽分子的刺激，只要攝取足夠的原料，包括各類蛋白質和維生素C等，身體還是會合成膠原蛋白，均衡飲食和充足睡眠才是讓身體生成膠原蛋白的不二法門。

我只想睡個好覺！
褪黑激素

　　身為藥師的我第一次看到「褪黑激素」這個產品時，第一個疑問就是「這個產品不是拿來美白，而是拿來幫助睡眠？」接著查詢了相關資料，發現褪黑激素一開始是在牛的身上被發現，然後在青蛙的動物實驗中，發現可以讓蛙皮黑色素聚集而使其他部位變白，所以才獲得此名。科學家當然曾經將其拿到人體上做實驗，後來發現無法使人變白，不過卻發現另一個重要的效果──「助眠」。不只如此，科學家還發現褪黑激素對於各種器官和生理系統都有深遠的影響，無論是免疫力的調整、心血管功能改善或是抗氧化抗發炎的潛力，都值得我們繼續挖掘這個奇妙物質的秘密。

人類為什麼會睡不著？

　　在談成分之前，我們需要先了解一下「助眠」這件事，很多人失眠是因為生活壓力大，有些人失眠則是因為

其他生理性因素，像是心臟機能衰退、慢性阻塞性肺病、甲狀腺機能亢進、胃食道逆流、攝護腺肥大、慢性疼痛、肌肉骨骼疾病、神經系統疾病等症狀，這些都是直接造成失眠的原因。其中，還有一種生理性原因，則是「褪黑激素」不足造成的。

褪黑激素是什麼？

褪黑激素是大腦本來就會分泌的一種激素，和內分泌系統有關，其實不只在大腦，在心臟、骨髓、淋巴裡面都可以發現褪黑激素的蹤跡。大腦裡面有一個腺體叫做「松果腺」，我稱它是一個「黑暗腺體」。太陽下山之後，當人類準備睡覺時會把燈光調暗，就在那一刻，松果腺就會受到刺激，開始分泌「褪黑激素」，告訴大腦應該要關機睡眠了。也就是說，褪黑激素是一個受到「環境光線調控」的激素，所以「關燈才好入睡」是再合理不過了。每次跟朋友出遊，只要有人需要開燈睡覺，我就會懷疑這位朋友的褪黑激素分泌機制是不是出了問題？

不過既然腦袋會自己分泌，那麼額外補充的意義是什麼呢？一般建議補充褪黑激素的對象主要有兩種，一個是褪黑激素缺少的人，一個是有時差的人。隨著年齡越來越大，松果腺會慢慢退化，以很多高齡長者為例，即使燈關了、眼罩戴了、白噪音打開了，閉上眼睛卻怎麼樣也感受

不到睡意,可能就是因為松果腺退化、褪黑激素分泌出問題所導致;或是有些人先天就缺乏褪黑激素,這些人都需要額外補充才有辦法睡個好覺。需要輪班的工作像是醫療人員、空服員等,因為他們的作息不定,內分泌特別容易失調,身體趕不上環境的變化,有時候天色已晚卻還要開燈上班,等到下班要睡覺的時候,外頭又是艷陽天,內分泌趕不上環境變化,透過補充褪黑激素其實也可以有效幫助睡眠。所以很多人疑惑「為什麼我吃褪黑激素效果不好」,可能因為你根本就不是上述的對象。

褪黑激素的補充劑量

目前常見的褪黑激素取得方法,有的人是從國外直接買回臺灣,或者是在臺灣請醫師開立處方。不同國家對於褪黑激素的管理不同,以美國和加拿大為例,褪黑激素被列為保健食品,也就是不需要醫師開立或藥師指示就可以購買;在澳洲,褪黑激素被認為是處方藥品,必須要經過醫師開立;在歐洲則是不同國家有不同的規範。

目前臺灣衛福部食藥署總共核准了兩款跟褪黑激素相關的藥品,都是處方藥。一款叫做柔速瑞,一款叫做亞眠靚。柔速瑞是一款「褪黑激素受體促效劑」,意思是雖然藥物本身不是褪黑激素本人,但是可以模擬褪黑激素的效果,讓身體接收到「該睡覺了」的訊息。根據柔速瑞的藥

物說明書，睡前30分鐘內可以服用4-8毫克，一天最高劑量不可以超過8毫克，而且建議不要伴隨高脂肪餐點，或在食用高脂肪餐點後馬上服用柔速瑞，因為可能會延緩藥物作用時間，同時也會加強在人體內的藥效以及副作用。另一款亞眠靚就是道道地地的褪黑激素本人了，食藥署核可的建議劑量是一天2毫克，不建議壓碎或者是剝成一半使用。

柔速瑞或亞眠靚的副作用，常見的像是頭暈、頭痛、疲倦；而單純服用褪黑激素的人還有可能出現鼻咽炎、背痛和關節痛的副作用。根據臨床醫學研究，常見的褪黑激素過量症狀包含了頭暈、意識混亂、疲倦、低血壓、心跳過速和體溫過低，不過發生率都很低。

褪黑激素的交互作用

褪黑激素是經過肝臟酵素CYP1A代謝，所以遇到同樣經過這個酵素代謝的藥物，就會降低褪黑激素的血中濃度，像是治療癲癇的癲通（Carbamazepine），還有治療肺部疾病的抗生素立汎黴素（Rifampicin），都會讓褪黑激素的效果變差。而使用胃藥達胃新（Cimetidine），還有抗憂鬱劑無鬱寧（Fluvoxamine）的民眾，同時並用褪黑激素時，則有可能因為抑制褪黑激素的代謝而導致血中濃度過高，需要特別小心。

另外，固定使用傳統安眠藥物，像是史蒂諾斯（Zolpidem）或苯二氮平類（Benzodiazepines，BZD）藥物，譬如說利福全、贊安諾等的民眾，使用褪黑激素會提高安眠藥的鎮靜效果，睡醒後頭暈的副作用也可能會延長，除此之外，同時和史蒂諾斯並用，還可能衍生記憶障礙還有行動失調的問題。所以本來就有在使用安眠藥物的人，並不建議同時並用褪黑激素。

並非人人都可以用褪黑激素

除了藥物的交互作用之外，有吸菸或喝酒習慣的人使用褪黑激素也要特別注意。由於尼古丁會誘導肝臟的代謝酵素，使得褪黑激素的效果下降，如果睡前打算服用褪黑激素的話，建議不要抽睡前菸；喝酒的人，如果覺得褪黑激素配酒喝可以助眠，那你就大錯特錯了，酒精會降低褪黑激素幫助睡眠的效果，反而導致服用的人睡不著覺。另外，早期雖然認為褪黑激素會抑制女性排卵，所以有些醫療人員會建議想要懷孕的婦女不要服用褪黑激素，但是經過後來的研究證實，褪黑激素的抗氧化能力可以提升卵子品質，有機會提升受精率，也有利於提升胚胎發育。這其實也不難想像，如果睡眠作息能夠穩定，同樣是內分泌的生理周期規律，睡得好自然可以提供良好的受孕環境，所以只要是經由醫師判斷可以使用的情況下，不需要擔心是

否會因為褪黑激素影響到受孕計畫。

褪黑激素可以抗癌嗎？

褪黑激素除了可以調節晝夜的規律之外，本身也是很強的抗氧化劑，因此對於抗衰老、免疫調節甚至抗癌都有其作用。從流行病學的角度來看，有些研究已經提出褪黑激素可以使腫瘤細胞凋亡、抑制血管新生，甚至可以阻止癌細胞轉移，所以有越來越多研究都在討論使用褪黑激素作為化療藥物的輔助藥物，不過即便如此，在還沒有被列入正規治療之前，民眾不應該迷信誤用。

什麼食物含有褪黑激素？

不只我們腦袋會自己分泌褪黑激素，其實自然界中也有很多食物含有褪黑激素，像開心果裡面就含有豐富的褪黑激素，多補充心情愉悅自然好入眠，也難怪被叫做開心果。常吃的蔬菜裡面，菇類的褪黑激素也相當豐富，加上香菇又含有豐富的維生素D，有研究就預估，多食用富含褪黑激素的食物，有機會改善全球三分之一人口的失眠症。

睡不著還可以吃什麼？

民眾也常常提問，如果不想要仰賴藥物，還有哪些方法可以幫助入眠？牛奶裡面有一種物質叫做酪蛋白胜肽

（Prelactium）。根據法國研究，發現由牛奶提取出的酪蛋白胜肽，可以提升睡眠品質，也有醫師建議，日常適當補充酪蛋白胜肽，可使心情輕鬆、提高生活品質，所以睡前喝一杯牛奶能幫助睡眠是有道理的！不過考量到乳糖不耐症，或是怕睡前喝太多水會想上廁所，直接補充保健食品也是一個不錯的選擇。

另外，像「GABA」就是一種存在人體的天然胺基酸，在中樞神經中扮演著重要的角色，告訴大腦應該要放鬆休息了。如果體內GABA不足，就可能沒有辦法獲得睡眠訊息，像是長期工作壓力或是生活壓力很大的人，就可以適當補充GABA。

有些民眾也會嘗試使用芝麻素相關產品來幫助睡眠，其實芝麻素最主要是對於護肝保腎有輔助效果，也可以緩解疲勞。只是芝麻素與睡眠相關的研究並不多，是否能與睡眠有正相關，在大型人體研究出來之前，藥師無法幫忙下定論。

國外可購買自用，在臺灣送人賣人皆觸法

雖然褪黑激素是一個相對安全的物質，在美國、加拿大屬於一般食品等級的營養補充劑，但是由於在臨床上還是有潛在的危險性，所以在我國被列為處方藥物。這表示到美國、加拿大旅遊，雖然可以合法購買褪黑激素，也可以帶回來臺灣自用，但絕對不可以賣給別人、也不可以

分送給別人使用，否則會觸犯藥事法，如果拿到網路上販賣，依規定可以處新台幣30,000元以上，2,000,000元以下的罰鍰。千萬不要因為一時好心，就讓自己吃上罰單呀！

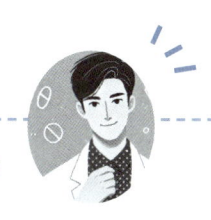

藥師小叮嚀

想要有個好夢，除了藥物或保健食品的輔助，最重要的還是要建立良好的睡眠衛生習慣，包含保持規律睡眠、定期運動、限制咖啡因的攝取，還有避免睡前吃宵夜。另外睡前不要玩手機、看電視也很重要，因為光線會影響視網膜，減少褪黑激素分泌。另外就是飲食要均衡，因為維生素和營養素足夠，身體的內分泌才能正常作業。祝福大家都能一夜好眠。

美白Q彈好臉色

自古以來，不同地區、不同年代對於「體態」的觀感很不一樣，這點從不同朝代的畫作或是詩詞作品的表現可見一斑。然而其中有一件事情卻從來沒有變過，就是大家都在努力追求「皮膚之美」，所以杜甫才會在〈麗人行〉中寫下：「態濃意遠淑且真，肌理細膩骨肉勻」的詩句。試想一個長得帥氣高大的男士，臉上卻是坑坑疤疤；或是一位遠看如天仙的女子，結果近看皮膚卻是風乾橘子皮，東凹西陷，那可真的是浪費了上天的禮物。我曾聽過一句話，覺得很有道理：「顏值是一種話語權，你有多美，生活就有多美。」光是站在鏡子前面就感到很有自信，人生自然順遂不少。大部分的女性同胞都很注意自己的外在保養，針對塗在臉上的防曬乳、精華液、乳液等都很有一套。可是除了外在，內在的保養品也非常重要，有些東西吃對了，就能讓保養事半功倍，不然外強中乾，保養其實

只做了一半。本篇就要來談談「吃的美學」，怎麼吃讓我們最美、最白、最Q彈！

講到美白，就要先知道「變黑的原因」，才能知己知彼，百戰百勝。在皮膚表皮層的下方，以及真皮層上方，有一群黑色素母細胞，它們就是讓人「黑化」的元凶。只要受到紫外線或是某些自由基刺激，皮膚會釋放出一種叫做「前列腺素」的物質，「前列腺素」會進一步活化另一種叫做「酪胺酸」的物質，再形成一種叫做「多巴」的東西，最後形成黑色素，於是人就變黑了，所以追求美白的重點就是要破壞黑色素的形成。相信許多讀者都聽過「美白錠」這個產品，很多人去日本都會買個幾罐，我身邊許多醫療從業人員也非常喜歡買美白錠回來使用。美白錠常見的成分有：維生素B群、維生素C、維生素E、傳明酸、穀胱甘肽、半胱胺酸、Q10等，讓我們好好地來解析一下這些成分。

美白錠成分解析

許多人看到美白錠添加B群常有疑問「為什麼美白錠裡面會添加B群？」因為身體如果缺乏了維生素B2和B6，皮膚黏膜和皮脂腺就會不健康，很多人之所以有脂漏性皮膚炎就是因為缺乏了它們，所以適度補充維生素B群，能

夠讓皮膚有韌性又有彈性。另外維生素B3可以抑制黑色素傳遞，具有不錯的美白效果。

美白錠裡面的傳明酸則是可以抑制「前列腺素」的生成，直接阻斷黑色素生成的路徑。事實上，傳明酸在臨床上最主要的適應症，是讓流血的傷口止血，美白其實是一個適應症之外的用法，也就是臨床上俗稱「仿單標示外使用」（Off-label use）的使用方式。這個意思是醫師開立處方時未依照藥品仿單內容所核准的適應症給某一個藥，但是這個藥其實有其他尚未經過食藥署核可的治療效果，譬如用來治療男性勃起功能障礙的威而鋼，其實也可以用在女性身上，治療性興奮障礙，這是不是很有意思？由於傳明酸同時具有止血和美白的效果，所以很多醫師在做完某些破壞性或是侵入性的醫美療程後，就會開立傳明酸給病人，同時達到美白以及預防術後返黑的效果，一舉兩得。

日本買的美白錠，是臺灣的處方藥！

根據臺灣現行的法規，口服傳明酸是處方藥，必須要經由醫師開立才能夠取得，如果在日本購買的美白錠，帶回來自用並不違法，但是如果帶回來送人甚至是販賣，就會觸犯藥事法。所以讀者出國要記得千萬不要「代購」美白錠。2024年最新公布的藥事法規規定，攜帶非處方藥進入臺灣，每一種藥品最多攜帶12瓶，若沒有醫師處方箋的

處方藥物,攜帶的藥量不能超過兩個月,換言之,如果攜帶含有傳明酸的美白錠,只能帶兩個月的量回臺灣;如果販賣非處方藥,違法者將可依藥事法處新臺幣30,000元以上,2,000,000元以下罰鍰,真的是得不償失。

另外,這些不是在臺灣購買的藥品,服用後如果產生副作用也沒有辦法申請藥害救濟,也就是後果自負,因此聰明的消費者不需要跟自己的身體過不去,服用經過醫師診斷開立的藥品才是最安全的做法。此外,其實也不是人人都可以使用傳明酸,腎功能不良、呼吸系統慢性疾病、有心血管或是有血管栓塞病史的患者,在使用傳明酸之前都必須要經過審慎的評估才能使用,否則可能會增加健康風險。

穀胱甘肽與半胱胺酸

穀胱甘肽也是一個美白很常見的成分,它參與了身體很多新陳代謝的反應。皮膚裡面一個叫做「酪胺酸」的物質,是前述形成黑色素的物質之一,穀胱甘肽可以阻斷「酪胺酸酶」的活化,讓酪胺酸「失效」。所以路徑跟傳明酸有異曲同工之妙,都是從上游就把黑色素阻斷。根據目前的研究以及衛福部的建議,一天的建議劑量不要超過250毫克,吃太多的話只會被身體代謝掉,反而白白浪費錢。

半胱胺酸也是一個美白常見的主成分,這是一個人體

本來就有的胺基酸,肝臟會自體合成,但是一般人肝臟所能合成的量,真的太少了,想要達到美白效果還是建議要額外補充。半胱胺酸和前述穀胱甘肽一樣,主要可以抑制酪胺酸脢、降低黑色素的產生,除此之外還是一個很好的抗氧化劑,甚至可以刺激穀胱甘肽的產生,達成「美白連續技」效果,讓你白上加白!半胱胺酸每天大概可以吃250-500毫克,不過根據文獻指出,有氣喘或是呼吸道疾病的人要使用必須特別小心,否則可能會因為痰變多,而增加支氣管收縮的風險,使用前經過醫師指示會比較好。

讓人美白又Q彈

　　維生素C和E都是很好的抗氧化劑,可以有效幫助皮膚抵抗自由基攻擊。維生素C除了抗氧化,還可以把已經生成的黑色素還原消失,達到淡斑的效果;皮膚裡面的膠原蛋白合成更是需要維生素C,如果狂吃膠原蛋白卻沒有補充足夠維生素C,也無法讓皮膚達到理想的Q彈狀態。維生素C一天至少要吃100毫克,想要達到美白效果可以加強補充,但不建議超過1,000毫克。至於膠原蛋白,一天吃大概5,000-6,000毫克,對於維持皮膚膠原蛋白的生成就很有幫助了。

Q彈澎皮，千萬不要忘記Q10

還有一個成分可以使得皮膚Q彈，那就是大名鼎鼎的Q10。雖然大部分人對於Q10的認識都是和保護心臟或偏頭痛有關，但Q10對於皮膚彈性的維持也扮演舉足輕重的角色。Q10不足可能會增加身體的老化，隨著年齡越來越大，人體中Q10的量會越來越少。前段提到想要皮膚Q彈，就需要膠原蛋白。可是膠原蛋白在體內會逐漸被分解，若是再碰上自由基，就會消失得更快。這時候適度補充Q10，可以保護膠原蛋白不受自由基的破壞，加上Q10本身是一種「天然的保濕因子」，可以預防細紋還有緊實肌膚的彈力，讓皮膚水嫩又滑順。如果想要補充Q10，一天建議可以補充30毫克左右。

美白錠不是立可白

雖然很多民眾認為美白錠效果很好，但我也聽過不少民眾反應「吃了美白錠都沒有感覺，是不是裡面成分不足，或者是我買到假貨？」事實上，導致皮膚變黑的因素很多，如果沒有面面俱到，就有可能讓黑色力量趁虛而入。舉例來說，若黑色素已經生成，那麼想要美白，使用傳明酸或是穀胱甘肽、半胱胺酸等產品一定無感，因為它們只能針對「還沒有生成的黑色素」進行預防，如果想要

讓已經生成的黑色素消失,需要的是維生素C來還原黑色素,或者是口服A酸讓舊的皮膚提早被代謝掉。正常的皮膚循環周期是28天,曾有一個笑話說到,「如果我們超過一個月沒有見到某人,那下次見面遇到的,就是一個全新不認識的人。」也就是說,吃了美白錠至少要過一個月,等皮膚上層的黑色素被代謝掉、底層新的皮膚露出來之後,肉眼才能看得到明顯效果。因此請不要服用一個禮拜就覺得灰心失望,懷疑自己是不是「黑肉底」所以治療無效,這很有可能是客官您操之過急,忘記皮膚代謝也是需要時間的。

美白要「內外兼具」

另外還有一點很重要的觀念就是「美白必須內外兼具」,請不要吃了美白錠,就忘記外在的保養。前面提到,黑色素細胞主要分布在「真皮層上方」以及「表皮層下方」。我們所吃進去的美白成分,會經過血液運送到全身,表皮層原則上並沒有血液通過,由此可知口服成分能夠接觸到的黑色素其實是受限的。比較靠近表層的細胞,還是要靠外用保養品經皮膚吸收才能到達目標,所以想要當白雪公主必須要夠努力,雙管齊下才有機會變白。光是這樣也還不夠,出門的防曬千萬不能忘記,臺灣夏天的太陽非常毒辣,在外面待一整天回來就會變成小黑炭。而

且不是出門前擦了就好,藥師建議大概每三到四小時就要補一次防曬,才不會讓紫外線趁虛而入。說到底,身體的黑色素是為了要讓我們抵禦紫外線而產生,如果不想要變黑,那就要幫身體做好防護罩,才能夠隨時以最美的姿態出現在世人的面前。

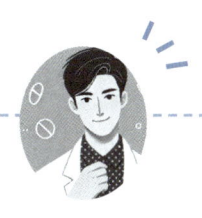

藥師小叮嚀

美白保健品有預防和事後兩種,想要事前預防黑色素出現,可以口服傳明酸、穀胱甘肽和半胱胺酸;想要事後淡斑,可以擦外用維生素C或是口服A酸;想要皮膚變Q彈別忘記膠原蛋白和Q10兩大功臣。含有傳明酸成分的美白錠在臺灣是處方藥品,而在日本可以在藥妝店直接購買,雖然安全性高,民眾在使用時,還是要觀察自己的狀況,出現異樣就要馬上停用並且去看醫生。為防觸法,再次提醒「千萬不可以代購」。

美容保養基本功

擁有健康的泌尿道

　　人體每天都要攝取足夠水分以應付各種生理需求，新陳代謝後的產物處理完畢會經由大小便排出，但如果排泄的管路遭受病原體入侵，就會造成汙染、阻塞，而影響到排尿，甚至出現發燒、疼痛等症狀，如果放著不管，還有可能造成全身性感染。我就曾看過幾位臥床老人家，因為泌尿道反覆感染而出現敗血症，幾次和死神擦身而過。曾聽醫師說過，老人家泌尿道感染可能會引起「譫妄」，也就是大腦當機，藥師自己也是在遇過一兩個案例後才了解，原來下陰部的事情其實也和大腦有關係。事實上，在撰寫這篇文章的同時，我也才剛經歷過「泌尿道感染」。

　　根據研究，大約有五成的女性一生至少會經歷一次有症狀的「泌尿道感染」，而其中25%會再復發，所以很多女性朋友終其一生都在跟泌尿道問題周旋。女性常見的感染原因是久坐、水分攝取少、憋尿或衛生習慣不佳，由於女性的尿道比男性短，大概只有3到4公分，有的女性如廁

後的擦拭習慣，不是由前往後，或是來回沾染，就有可能讓黴菌或細菌這些病原體跑進泌尿道，引發感染。更年期過後的女性也有可能因為荷爾蒙分泌，導致陰道乾澀進而影響好的菌叢生長，國外有些女性會利用殺精劑避孕，這也會影響到陰道菌叢，讓壞菌入侵，進一步從陰道影響到尿道。

男女性皆有可能泌尿道感染

不過泌尿道感染並不是女性的專利，男性也會罹患，藥師本人也有經驗。常見的原因像是腎結石、導尿管汙染或衛生習慣不佳，例如小便後尿液殘留或是沒有定期更換內褲；包皮過長也會造成尿液、尿垢堆積導致發炎，或是因性病、前列腺發炎所導致。男性同胞們如果發現自己尿得慢、尿很久還尿不完，就要注意或許有前列腺肥大的問題，如果又有糖尿病，導致尿中有很多細菌喜歡的養分，那罹患泌尿道感染的機會就會大大提升。我自己的經驗則是因為憋尿加上久坐引發泌尿道感染。在錄製有聲書的時候，為了收音完美，常常待在錄音室正襟危坐的錄音，邊錄邊喝大量的水來潤喉，覺得自己的聲音狀態很好，所以捨不得離開座位去上廁所。就這樣錄了幾天，有一天發現自己小便前端有灼熱感，於是錄完音之後趕緊前往就醫，做了尿液細菌培養檢測後被診斷為泌尿道感染，只能乖乖

吃抗生素治療，並且再也不敢憋尿了。

泌尿道感染主要分成上泌尿道感染和下泌尿道感染，常見的感染多屬於下泌尿道感染，可是一旦病原體往上爬，就有可能造成上泌尿道感染；病原體若是跑到腎臟，甚至會造成慢性腎炎或腎盂腎炎等疾病，這時口服藥的療程就必須延長，或是再加上注射的藥物治療才能完全痊癒。一般來說，除了從症狀評估進行診斷，最準確的做法還是檢驗尿液，如果尿液的細菌培養出現陽性反應，身體的白血球數值也變高，就表示已經被感染了。最常見的泌尿道感染病原體是大腸桿菌，這是腸道、糞便裡面最常見的細菌，其他還有奇異變形桿菌、肺炎克雷氏菌、腸球菌等，也是常見菌種。不過尿液驗出細菌，如果無明顯症狀的泌尿道感染，醫師未必會積極治療，一般都是有明顯症狀才會介入給藥。

泌尿道感染常見治療

泌尿道感染常用的抗生素，幾乎都經由腎臟代謝，這樣才有機會讓藥物接觸感染的部位進行治療，最常見的藥物是撲菌特錠（Baktar），這是包含sulfamethoxazole和trimethoprim的複方藥物，一般針對年輕女性會給予3天的療程，不過因為藥物化學結構上屬磺胺類藥物，所以蠶豆症的患者不可使用，常見副作用是噁心、嘔吐和食慾

不振。喹諾酮類抗生素（Quinolones）像速博新或可樂必妥，也是很常用的藥物，一般療程也是3天，常見副作用在中樞神經，因此可能會有頭暈、嗜睡等症狀，另外因為具有軟骨毒性，所以發育中的小朋友或是孕婦不建議使用，而且這類藥物容易和礦物質有交互作用，降低藥效，建議平常有在服用各類礦物質時（如鈣、鎂、鋁、鐵），至少要間隔2小時。頭孢菌素也是很常用來治療或預防的藥物，效果好、安全性也高，在臺灣是非複雜性泌尿道感染的第一線用藥，不過唯獨對腸球菌引起的感染沒有效果。這也是為什麼醫師一定要先驗尿、做過細菌培養之後再用藥的原因。

一般而言，女性受到泌尿道反覆感染的機率高於男性，所謂反覆感染的定義是一年內發生3次或是半年內2次以上，就是復發性的泌尿道感染。對於長期復發性的感染，醫師可能會建議長期投藥，開立撲菌特錠、喹諾酮類抗生素、頭孢菌素或是nitrofurantoin藥物，並要求病人天天吃或是性行為之後使用。根據研究，使用預防性投藥，可以減少95%以上的泌尿道感染復發，效果非常好。但是許多民眾對於長期使用藥物的接受度較低，常常希望能有其他非藥物治療的選擇，這時候也可以考慮使用針對泌尿道保養的保健食品，例如蔓越莓、D-甘露糖或是陰部保養益生菌。

泌尿道保養應該吃什麼保健食品？

　　蔓越莓是杜鵑花科越橘屬的果實，含有豐富的A型原花青素（A-type Proanthocyanidins，PACs），可以抑制細菌黏附在泌尿道，進一步降低泌尿道感染的風險。根據2023年的統合分析研究，發現蔓越莓對於患有復發性泌尿道感染的女性、長照機構住民、複雜性泌尿道感染的兒童、患有膀胱障礙的患者，或是孕婦，均可以降低其罹患泌尿道感染的風險。研究中也提到，雖然目前蔓越莓的最佳劑量尚未被確定，但在某些研究中，認為原花青素的最低建議劑量每天要攝取至少36毫克，研究也針對市面上各種蔓越莓劑型給出觀察建議，無論是攝取蔓越莓萃取物或直接喝蔓越莓汁，只要原花青素劑量到達每天36毫克，就可以有效預防泌尿道感染。也有民眾詢問，蔓越莓會不會和其他藥物有交互作用？因為蔓越莓汁會抑制肝臟代謝藥物的速度，有可能會增加某些藥物的血中濃度，進一步強化藥物副作用。根據2025年的長庚醫訊，發現護理之家的住民，若同時使用蔓越莓錠劑和抗凝血藥物瓦法寧（Warfarin），有可能會增加出血的風險，並建議同時服用瓦法寧和蔓越莓的民眾應該要嚴密監測INR值（評估凝血功能的指標）。

　　D-甘露糖也是另一個可以作為泌尿道保養的保健食

品。它本身是一種單醣，和蔓越莓一樣可以抑制細菌黏附在尿道上，許多臨床研究都證實D-甘露糖可以有效預防復發性泌尿道感染。2022年的研究則指出，使用D-甘露糖來治療非複雜性下泌尿道感染的效果，可能和抗生素一樣有效。雖然目前還不能作為藥物的取代物，但是對於許多不想要長期服用抗生素的民眾來說，的確是個好選擇，一般的建議劑量是一天一次服用2公克，或是一天兩次，每次服用1公克。有的民眾是因糖尿病而引起泌尿道感染，所以想要知道服用D-甘露糖會不會影響血糖值，事實上，服用D-甘露糖之後只有少部分會轉換成葡萄糖，對於血糖波動影響不大，只要在醫師和藥師的指示下服用，並且定期監測血糖就可以放心使用。

女性也可以透過補充益生菌來改善陰部環境，間接預防泌尿道感染。常見益生菌A菌嗜乳酸桿菌也會存在於女性陰部，協助女性抵禦黴菌的攻擊。在某些研究中顯示，每天口服GR-1和RC-14益生菌，能夠改善泌尿生殖系統感染的症狀。可以確定的是，如果陰道中的壞菌較多，除了陰道容易發炎，也會提高泌尿道感染的風險，所以使用益生菌保養陰部，對女性朋友來說是一個很好的選擇。

其實泌尿道保養最重要的還是改善生活習慣，無論男女，每天至少要補充2,000毫升以上的水分，並且不可以憋尿，否則膀胱容易因為長時間膨脹使得細菌繁殖，同時

也要定期更換內褲和生理用品,更要避免久坐,避免長時間壓迫,導致泌尿道周圍的組織缺乏充足的氧氣和營養供應,增加泌尿道感染的風險。

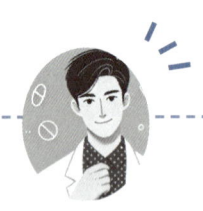

藥師小叮嚀

如果被醫師診斷為泌尿道感染,且已經開立藥物的話,請一定要完成療程,不可以覺得症狀改善就擅自停藥,否則可能產生抗藥性細菌,若再次復發就可能得要增加藥量。而養成良好習慣則是避免復發的原則,女性如廁時,衛生紙要由前往後擦拭,不要穿太緊的衣物,勤換生理用品,多喝水、多排尿,再適當搭配保健食品,一定可以保持泌尿道暢通。

減重不再是負擔

在古裝劇中,後宮嬪妃為了爭寵,不惜使出萬千手法,只為了成為纖纖美人,留住皇上的心,否則「沒柴火過冬,自動變冷宮」。西漢時期的趙飛燕,可說是歷史上最用盡心機變瘦的人。傳說她寧願自毀生育能力,仍執意使用藥物「息肌丸」來瘦身,甚至還服用仙人掌抑制食慾,讓自己吃不下飯以維持身材。誇張的事蹟還不只如此,古時候沒有膳食纖維產品,周朝就有人吞下不能消化的「布帛」,填充胃的空間來欺騙自己一點都不餓;到了元朝,甚至有人使用「鬃刷」狂搓硬刷身體,直到皮膚泛紅為止,只為了疏通身體各部位的經絡、消腫排毒,消耗更多熱量。看來古人瘋減肥也不亞於現代人,幸好現代科學發達,已經有許多藥品或保健食品可以達到前述的效果,否則這樣搞下去,人還沒變瘦,命就只剩下半條,只能說「減肥不分古今、體重沒有最輕。」

體重重不等於胖

在醫學領域中,肥胖其實有相當明確的定義,國際常會用身體質量指數(BMI)或腰圍來作為評估肥胖的指標。BMI≧24為過重,≧27是輕度肥胖,≧30是中度肥胖,BMI35以上就屬重度肥胖了。即使BMI值沒有超過標準,但如果男性腰圍超過90公分(約35.5吋),女性超過80公分(約31吋),也可稱之為「肥胖」。臺灣成人過重及肥胖盛行率為50.7%,大概是亞洲中段班,其實表現不錯。

肥胖對身體絕對是有害的,尤其現代人營養過剩,運動量少、壓力大,體重直線上升完全是情理之中。即便如此,你可能也在網路上看過一個比較的圖表,兩個身高體重一模一樣的人,擁有同樣的BMI,但是體態相差很大。大家都知道人體是由「醣類」、「脂質」、「蛋白質」和「水分」等所組成,蛋白質所組成的肌肉,重量雖然重,卻是身體不可或缺的部分,過重的人應該把減重的目標放在過多的脂肪和醣類,肥胖的人要減肥,卻不能減錯肥!數字不代表一切,體態往往更有說服力,所以說減重真是一門藝術。

肥胖帶來的問題

首先,我們還是要先來談談肥胖帶來的問題,除了物

理性的增加關節負擔，在生理上還容易產生高血壓、糖尿病、睡眠呼吸中止、心血管疾病或代謝症候群等慢性病。可以說只要人瘦下來，很多疾病就會通通不見，而且有了好的體態，健康指數、自信、人緣都會提升，所以自己進行體重控制無果的話，我最建議的做法是尋求醫療協助。如今治療「肥胖症」已有許多選擇，醫師會根據需求，選擇最適合的藥物，醫院營養師也往往能協助您設計「減肥菜單」，讓民眾在安心的狀況下有效減重。

合法減肥藥品的機轉與介紹

臨床上，如果已經被醫師診斷為「肥胖」，就能使用處方藥物來協助減重，請注意，這些處方藥一定要經由合法的醫師開立才能取得使用，請千萬不要分享你的減肥藥，給那些「看似需要幫助的人」，在沒有醫師評估之下，濫用減肥藥物是很危險的。目前現在合法的減肥藥總共有三種：

減少油脂吸收的藥物

主要是可以抑制小腸的脂肪酶，讓脂肪不被身體吸收，常見藥物是成分為Orlistat的羅氏鮮或優美纖。使用這類藥品需要特別小心，因為油脂不被吸收就會直接由腸道

排出,放個屁可能就弄得整件褲子都油滋滋的了。

抑制食慾的藥物——腸泌素

這類藥物的功能是抑制食慾,讓你覺得自己已經吃飽了,例如市面上很紅的「瘦瘦筆」。它除了可以控制血糖,也可以控制食慾,像是成分為Liraglutide的善纖達就是這類藥。

抑制食慾的藥物——抗憂鬱劑

有些抗憂鬱劑像康纖芙(Contrave),具有抑制食慾的效果,針對大腦內的下視丘也就是「食慾調節中樞」,以及「中腦邊緣多巴胺迴路」來進行調控,讓你看到食物也沒有胃口。

常見減肥保健食品的機轉與介紹

有些保健食品也宣稱具有輔助減重的效果,不過大部分都是學理上說得通,但未必經過大型臨床研究試驗,所以只能作為輔助,不能用來「治療」。看到這裡的讀者請不要抱持僥倖的心態,請把這些保健食品當作「一般食品」來看待,不要依賴保健食品來減重。

阻斷、降低油脂吸收、減少脂肪合成

甲殼素是一種從甲殼類動物外骨骼所提煉的多醣體,可以和脂肪分子結合,讓脂肪變成一大坨,因此不易被身體所吸收。不過它的效果有限,因為腸道中的腸液和膽汁,還是有可能將這一大坨脂肪分子給分解吸收。一天的建議劑量大概在1,500-3,000毫克,可以三餐飯前半小時吃500-1,000毫克。另外,雖然它叫做甲殼素,但未經提煉直接吃蝦殼、螃蟹殼都是沒有用的。我曾經被問過可不可以把蝦殼曬乾打成粉吃下去來減肥,我的回答是吃了不會中毒,但也無法達到降低油脂吸收之效。

藤黃果的外皮有一種叫做羥基檸檬酸HCA的成分,根據研究,可以減少脂肪合成並降低食物吸收,可說是愛吃油炸食品朋友的福音。它的吃法跟甲殼素很像,可以在飯前30分鐘吃500毫克,一天不超過1,500毫克。而摩洛血橙則是一種富有多種植化素和類黃酮的水果,它有讓脂肪細胞變小,減少脂肪囤積並增加飽足感的效果,根據研究,每天食用400毫克摩洛血橙,搭配運動及飲食控制,六個月大約能降低4.2%體重、3.9公分腰圍,效果相當可觀。

一般來說,如果已經在做飲食控制的人就不需要刻意使用甲殼素和藤黃果,針對不忌口愛吃油炸物的族群,則可以搭配交替使用甲殼素和藤黃果兩種成分,再加上摩洛

血橙來減重。但這也跟使用羅氏鮮和優美纖的副作用類似，因為身體油脂下降了，進而影響到脂溶性維生素的吸收，如果長期使用這些成分減重，建議可以額外補充脂溶性維生素。

阻斷澱粉代謝

在白腎豆的萃取物中，有一種叫做 α-葡萄糖苷酶抑制劑的物質，可以讓澱粉、麥芽糖、蔗糖等多醣不被分解，換言之可以從源頭進行阻斷，身體也就不會吸收了。不過想要達到這個效果有個但書，如果平時攝取的食物本身就富含小分子的醣類，像是精緻麵包、手搖飲這些含有高果糖糖漿的食物，其中含有大量的葡萄糖或果糖，都是小分子的單醣，白腎豆就阻止不了了。所以聰明的讀者應該知道，忌口才是阻斷醣類攝取的不二法門。一般來說，白腎豆的建議劑量，是三餐飯前30分鐘，一次吃500毫克。

四稜白粉藤是一種古老的智慧產物，從古印度阿育吠陀就有使用紀錄，早期是用來治療消化不良、氣喘。後來科學家發現四稜白粉藤具有抑制消化酵素脂解酶，α-澱粉酶的功效，簡單的說跟白腎豆很像，都可以有效讓分解多醣的酵素失效，阻止醣類分解，最後直接被排出體外，

就不會被身體所吸收了。四稜白粉藤的使用方法也跟白腎豆很像，也是在三餐飯前吃，根據食藥署規範每日上限攝取劑量為300毫克，也就是一餐不要吃超過100毫克即可，如果你一天只吃兩餐，則是可以在兩餐飯前各吃150毫克。

增加身體代謝

非洲芒果籽是市面上很紅的減肥聖品，其中有個成分叫做Leptin，中文翻作「瘦蛋白」，聽到名字應該就知道跟變瘦有關。這個瘦蛋白可以抑制食慾，讓人對食物提不起勁，此外，非洲芒果籽的萃取物可以降低身體脂肪的合成，更重要的是，它可以促進體內脂肪的燃燒，加速身體的代謝，讓你的脂肪庫存快速下降。根據美國臨床營養學期刊發表的研究，補充非洲芒果籽萃取物後，患者的體重、體脂和腰圍都能有顯著下降。所以無論是貪嘴或是想要加速代謝脂肪的人，可以考慮選用非洲芒果籽萃取物來進行輔助。食藥署規範每日上限攝取劑量為300毫克，建議可以在三餐飯前30分鐘服用100毫克。

紅花籽油萃取物中因為帶有大量的共軛亞麻油酸（CLA），所以針對減重者也有一定的效果，經證實CLA可以降低身體儲存脂肪的能力，也可以增加熱量消耗、提

高新陳代謝,建議想要使用的民眾可以飯後服用1,000毫克的紅花籽油萃取物。至於趙飛燕食用的「仙人掌」究竟能不能抑制食慾?雖然有些研究認為可以,不過尚有許多研究限制,期待未來有更多研究能揭露新發現。

增加身體排泄

　　膳食纖維和番瀉葉都是可以增加排泄的成分,膳食纖維除了透過自身體積佔據胃部,來增加飽足感,也可以透過腸胃蠕動,達到清腸胃的效果;番瀉葉則是最近很紅的成分,它的主成分是番瀉苷(Sennoside),是西藥中治療便秘藥物的重要成分,使用之後可以讓腸胃道的糞便及水分大量排出,所以使用之後會覺得腸胃很輕盈,體重數字的變化也會因為身體排泄物和水分都被排掉了而相當有感。但是讀者千萬不要被這種表面的數字給騙了,身體本來就需要攝取一定的水分才會健康,而且腸胃道排泄物本來就會離開身體,一次大量清乾淨,只是體重計上的數字漂亮,並不是真的瘦下來,請不要自己欺騙自己。另外根據研究,長期使用這類成分會增加罹患大腸癌的風險,所以不要為了欺騙自己而暴露在疾病的風險中,一點都不值得!同樣的,食用「膳食纖維」來把胃撐大,讓自己增加

飽足感,雖然可以減緩飢餓感,不過等到這些水溶性纖維排出體外後,一樣會感受到飢餓,而像古人「吞布帛」的瘋狂行為更是搬石頭砸自己的腳,完全不值得效法。

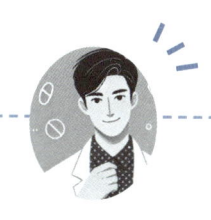

藥師小叮嚀

減肥的不二法門就是「熱量赤字」,也就是當你吃進來的熱量遠不及自身所消耗的時候,想要不瘦都不可能。請記住衛福部的三個口訣「健康吃、快樂動、天天量體重」:只要每天減少攝取500大卡,或是每天少吃300大卡且多消耗200大卡,持續做下去每週就可以減少0.5公斤。但是每天攝取的總熱量不應低於1200大卡,身體如果未攝足基本總熱量,除了減重會卡關,免疫力也會下降,容易失眠、易怒、頭暈、疲倦,嚴重甚至可能導致休克,造成生命危險。無論是減肥藥物或是保健食品,都是治標不治本,只能當作輔助,最終還是要「少吃、多動」才能夠真正擁有輕盈體態。

Part 4
特殊需求專區

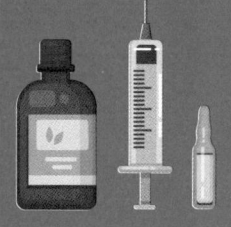

關於某些特殊情境之下所需補充的保健食品,只有一句敘述是正確的,你知道是哪一句嗎?

A：喉嚨痛時建議不要使用具殺菌成分的口腔噴劑,以免太過刺激。

B：BCAA可以幫助肌肉生長,但補充一般高蛋白攝取不到這個成分,所以需要另外購買。

C：解決了肥胖問題,勃起障礙問題可能就迎刃而解。

某些族群的朋友平常閒暇無事不會來逛藥妝店,但他們所在意的事情卻可以在藥妝店得到滿足,所以會「定期」來藥妝店報到。聲音工作者,像是老師、主播、配音員等人,在嗓子使用過度時

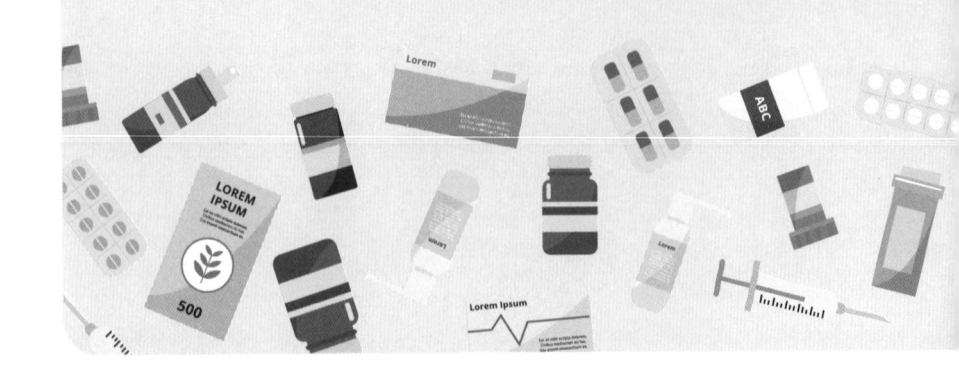

就會來這裡找藥師；健身肌肉魔人或肌肉量低的老人家也會定期來藥妝店補充高蛋白產品；有些民眾則是擔心床事表現不佳，想要提前進行「機能性保養」，甚至也有年紀大的長者，被電視廣告影響，定期到藥妝店來諮詢。各種不同健康需求或是困擾，有時未必達到疾病程度，卻也和「工作需求」、「自我實現」和「預防醫學」相關。現在沒有遇到，未必日後就不需要。幸好，現在只要走進藥妝店，藥師就可以幫忙各族群滿足各自不同的需求。

對了，大概有73%的男性肥胖者有勃起功能障礙的問題，若是因為肥胖引起的勃起障礙，先減肥比吃藥更加實際有效。所以答案是C，你答對了嗎？

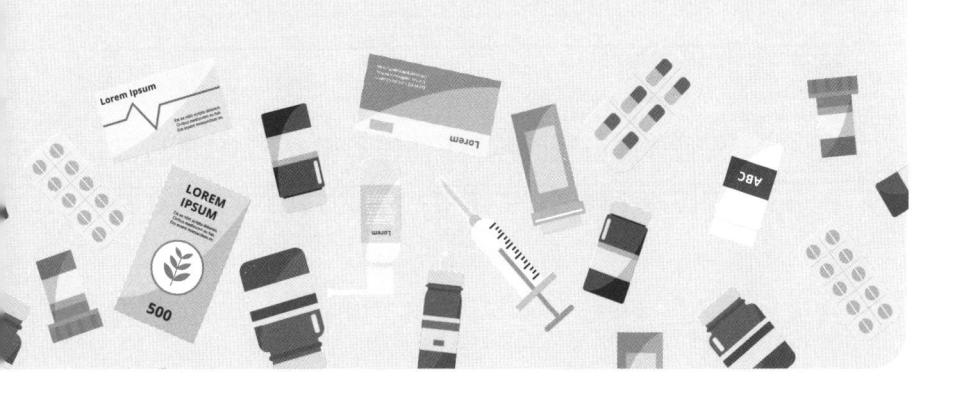

男性雄風答客問

在藥局偶爾會遇到一些高齡長者,偷偷摸摸的到櫃檯問藥師說:「請問你們這裡有威而鋼嗎?朋友最近找我去爬陽明山,聽說吃那個比較好。」每每聽到這樣的問題,我都是嘴角忍住,心中卻出現了自己對著山谷吶喊:「你就說實話吧!」的畫面。高山症症狀,一般多出現在攀登高度2,000公尺以上高山的時候,攀爬陽明山基本上不需要擔心高山症,但如果是爬枕頭山就可能需要威而鋼。同為男性的我可以理解,男性朋友最在意的問題就是自己在床上的表現,有時候興頭來了但卻出現小頭不配合的情況,實在令人無力。尤其年紀越來越大,硬度和持久力都不如從前,到底該如何是好呢?

硬不起來的原因

知己知彼才能百戰百勝,不妨先了解一下為什麼自己在床上會有障礙?現代人工作和生活壓力很大,尤其在結

婚生了小孩之後,每天光是應付老闆和家務就忙得不可開交,內外夾攻之下,很容易就會有勃起障礙,更進一步來說,憂鬱症或焦慮症等精神疾病,也是影響勃起功能的原因。酗酒的人也會因為酒精影響到末梢神經,導致力不從心。某些糖尿病人也會因末梢神經病變的問題,而有類似的情況;高血壓的病人則是可能因為使用藥物,促使血管放鬆後進而影響勃起功能。由此可知,形成問題的原因往往不是單一的,靠自己未必能找到,最好的方法就是去掛泌尿科,經醫師診斷後對症下藥。

壯陽藥品有哪些?

若經醫師診斷需要透過藥物治療的話,目前國內最常使用的藥品,不外乎是威而鋼(Sildenafil)、樂威壯(Vardenafil)和犀利士(Tadalafil)三種,這三個是同類的藥物,均屬「第五型磷酸二酯酶抑制劑」(phosphodiesterase type 5 inhibitor),儘管它們是同類藥,但效果仍有差異。威而鋼是一個很老的藥品,老到專利期都已經過了,但各位知道其實一開始威而鋼並不是被拿來壯陽的嗎?輝瑞藥廠剛推出威而鋼時,主要是用來治療高血壓,結果上市後,病人反應效果極差,原本都要被藥廠拋棄了。沒想到,威而鋼竟然有一個很「嚴重」的副作用,就是促進勃起!於是威而鋼搖身一變,成為全球銷

售量最高的藥品之一。光是在臺灣，威而鋼年銷售金額高達12億元，以一顆400元計算，相當於每年吃掉3,000,000顆威而鋼，數量十分驚人。吃了威而鋼後，大概1小時就能開始作用，藥效維持大約4-6個小時，因為威而鋼可能被一些油膩的食物影響，所以空腹服用效果比較好。樂威壯的特色是作用快速，甚至只要15分鐘就能發揮效果，許多「講求速度」的患者，在有時間壓力的時候就可以選擇使用樂威壯。威而鋼和樂威壯的副作用都是頭痛、潮紅和視力模糊，副作用出現的時候可以休息一下，但若身體無法承受請務必要就醫。

相較於威而鋼和樂威壯，犀利士的特點就是長效，藥效可以持續大約24-36個小時，而且不會受到食物影響，因此又被稱作是「週末開心藥」。如果老人家需要比較長時間的刺激，或是有早洩的問題，可能在一次射精之後，再慢慢的接受外在刺激，因為已經射精過一次，器官比較不敏感，就可以一邊享受性愛的美好，同時避免早洩帶來的窘境。

使用壯陽處方藥物的注意事項

首先要先提醒的是，無論哪一種治療勃起的處方藥，都不是吃了就有效，必須要接受一定刺激才可以，如果吃了之後開始靜心放空，是什麼動靜都不會有的。臨床上這類藥品的勃起「成功率」大概是70-80%左右，因此把握時機很重要。另外這類藥物絕對不可以跟硝化甘油

（Nitroglycerin，NTG），也就是治療急性心絞痛的藥品一起使用。兩者併用可能會造成血壓快速下降，嚴重的話會產生致命性低血壓。所以請記住，吃了威而鋼或樂威壯後，要隔1天才能使用硝化甘油，使用犀利士後要隔4天才能使用硝化甘油。如果在中間發生心絞痛的話該怎麼辦？藥師建議直接送醫，而且不要感到害羞，必須和醫師說明最近使用過的所有藥品，醫師才能選擇使用沒有衝突的藥品進行急救。

同樣的道理，如果患有心臟冠狀動脈疾病，需要長期服用有機硝酸化物，像是冠欣錠（Coxine）或是冠欣持續性藥效膜衣錠的人，就要避免使用壯陽藥物，否則可能會導致嚴重的低血壓，老人家可能發生跌倒或休克等問題。

早洩問題該怎麼解？

有的人不是硬不起來，而是「跑得太快」，很快就繳械的「快槍俠」。不過時間多久有時候是很「主觀」的，有的人覺得10分鐘很久，有的人嫌1個小時太短，除非自己和戰友都覺得「春宵苦短」，否則沒有絕對需要使用藥物的必要性。臨床上有一個藥品叫做必利勁（Priligy），這是一個可以治療早洩的藥品，如果有需要，建議劑量是30毫克，並且要在性行為之前的1到3小時內服用，最多一天一次。根據衛福部公告，這個藥物的適應症是「陰道內射精潛伏時間短於兩分鐘」和「難以控制射精，在性行為

插入之前、當時或不久後經過輕微刺激，發生持續或復發性射精」。換言之，如果時間在3分鐘以上，你和戰友都很開心愉悅，其實就不用為此感到沮喪。如果醫師開立了藥物，使用前記得一定要配一大杯水吞服，建議至少500c.c.以上才可以讓藥效平均吸收。同樣的，有心血管疾病的病人，像是心衰竭或是心律不整、中重度肝功能不全的病人是不能使用這個藥物的喔！

想要壯陽可以吃哪些保健食品？

除了壯陽的藥品，市面上也有很多保健食品宣稱有輔助壯陽的效果，這裡要跟大家解析各種壯陽保健食品的「秘密」。

首先是近年來最夯的男性保健聖品，又被稱作「秘魯人參」的瑪卡，瑪卡是南美洲人餐桌上很常出現的食物，西班牙語叫做Maca，是一種很普遍的根莖類食物，可拿來當主食。我到秘魯旅行時，曾經在菜市場看到瑪卡。瑪卡裡面除了有豐富的碳水化合物、蛋白質、膳食纖維、胺基酸和各種微量元素之外，還有兩種活性成分瑪卡烯（Manaenes）和瑪卡醯胺（Macamides）是現在市場上最夯保健食品成分，雖然瑪卡的建議劑量尚未被制定，不過根據2023年的系統性分析研究，每天吃2.4克的瑪卡達十二週，就有機會改善勃起的問題。而在其他小型的研究則顯

示,每天服用1.5-3克的瑪卡可以提升男性性慾、增加體力等。但是這些研究的樣本數都不夠大,參考價值有限。此外研究也發現,瑪卡並不能增加男性的睪固酮,換言之,它不會影響男性賀爾蒙,但是因為營養成分豐富,具有補充體力的效果,所以與其對瑪卡抱有壯陽的期待,不如把它當作一個男女生都可以吃的高效能營養補給品可能更為合適。

精胺酸(Arginine)也是男性同胞詢問度很高的產品,其實它就是一種天然胺基酸。精胺酸可以補充人體不足的一氧化氮,現代人的飲食習慣大多缺乏精胺酸,適度補充一氧化氮可以讓平滑肌血管放鬆、降低血壓,這也可以作用在海綿體,讓海綿體充血,改善勃起功能。另外,精胺酸也是很重要的神經傳導因子,和學習記憶有關。根據臨床研究,如果每天吃1.5-5克精胺酸,持續一段時間,可以明顯改善勃起功能障礙,所以曾有營養師建議,每天攝取瑪卡和精胺酸各2,500毫克,可以協助心情愉悅、提升運動能力,對於改善學習力和活化思緒也會有幫助。

廣告中很多男性綜合維他命都強調添加了鋅,那麼鋅跟男性的幸福到底有什麼關係呢?鋅是人身體不可或缺的微量元素,以男性來說,它是身體把膽固醇轉換成睪固酮不可或缺的重要角色,如果男性賀爾蒙不夠,除了會影響性慾,也會影響性能力、還有精蟲的數量,所以適量補充鋅

很重要,一般男性每天補充個15毫克就足夠,多補充也無法增加男性賀爾蒙的合成。另外,如果性能力的問題不是因為賀爾蒙不夠所引起的話,那麼補鋅其實並不會有效果。

　　華人社會中很多人都相信以形補形,因此才會去吃各種鞭,把虎鞭、牛鞭通通都吃進肚子,或者聽信民間偏方吃鹿茸、喝鹿茸酒,從西方科學的角度來看,這些都是沒有科學實證的說法,千萬不要為了偏方花大錢又傷身體,就真的是虧大了。很多人的不舉問題大多跟生活習慣有關,所以保持運動習慣和體重控制非常重要,大概有73%的男性肥胖者有勃起功能障礙的問題,有47%的人有缺乏睪固酮的症狀,而且BMI超過30的男性患有勃起障礙風險是正常人的三倍。另外吸菸的人也容易有勃起功能障礙,趕快戒菸才能恢復男性雄風!

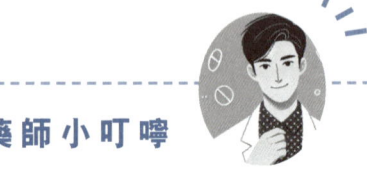

藥師小叮嚀

治療勃起障礙的處方藥雖然都是同類藥物,但細究仍有差異性,使用之前一定要確實了解醫師和藥師的指示再用。而壯陽保健食品雖然看似一線曙光,但大部分研究都不夠嚴謹、證據力不強,與其相信保健食品或偏方,不如多運動、戒掉不良習慣、保持身心健康才是確保性福的不二法門。

肌肉增加有辦法

以前我很愛慢跑，沒事就是去操場跑步，加入健身房後也是單純以有氧運動為主，直到我的朋友對我說：「你最近瘦得有點太誇張囉。」透過儀器量測才發現，我變瘦的原因竟然是有氧運動過度，體內的醣類和蛋白質已經無法應付，大量消耗蛋白質，導致肌肉量大幅下降。這時我才驚覺要趕快找回肌肉。於是就和有氧教練討論怎麼調整自己的運動方式和飲食，加入了許多肌肉訓練的運動，體型才逐漸恢復。根據研究，臺灣平均有25%的人患有「肌少症」，而且因為肌肉量變少無力牽動骨骼，反而很容易跌倒，老人跌倒很容易造成髖部骨折的後果，就算開刀治療以及復健，最後能完全回復功能的人只有三分之一，所以肌肉真的很重要，不只年輕人要練，老人更要練！根據2023年的研究，肌肉萎縮和死亡率呈現正相關，因為不使用而造成肌肉萎縮，只會讓自己退化得更快，造成更多疾病，不可不注意。

認識肌少症

　　一個人應該擁有多少肌肉才合理？青壯年人口男性平均總肌肉量應該佔體重的75-86%、女性應該佔62-75%，而高齡人口男性平均總肌肉量應該佔體重的70-84%、女性應該佔60-72%。但要怎麼知道自己的肌肉量呢？這只能靠機器量測。不過臨床上肌少症的定義則不太一樣，一般會藉由「肌肉力量」、「肌肉質量」和「體能表現」三項來進行綜合評估，家裡面如果想要簡單測量是否有肌少症，可以透過以下兩個方式（提醒一下，老人家最好能有家人陪伴再測試）：第一、直接量小腿圍，只要男生小於34公分、女生小於33公分就有可能有肌少症。第二、坐在椅子上抬起一隻腳，藉另一隻腳的力量讓自己站起來，這樣的動作可以檢查大腿和臀部肌肉力量夠不夠，如果站不起來，就有可能已經患有肌少症。

　　肌肉流失是人體自然老化的現象，我們日常生活中的熱量消耗除了醣類和脂質，還有一部分來自於蛋白質，平均每十年，我們身上的肌肉量就會流失8%，過了七十歲更會增加到每十年減少15%，所以補充足夠的蛋白質原料，再加上適度的訓練，就可以讓身體長出足夠的肌肉，想要脫離肌少症只有兩個事情要做：「吃」和「動」。

長肌肉的方法──重量訓練

　　我們先來說說「動」的部分，一般人做的運動可以分成有氧和無氧兩種，有氧運動主要是提升心肺功能，像是跑步、游泳、體操等，這類運動主要會讓人喘、流很多汗，是很好的運動方式，不過這類運動對於提升肌肉量的幫助很有限，就像我當初只做大量有氧運動，結果反而流失了不少肌肉。想要增加肌肉，最有效率的方式還是「阻力訓練」，或被稱為「重量訓練」，我們在健身房看到很多猛男扛著很重的啞鈴或槓鈴，從事的就是這類運動，有負重的訓練可以刺激身體長出更多肌肉，並且可以增加原有肌肉的爆發力和耐力。在家裡因為器材受限，加上我們的目的又不是要參加健美比賽，所以可以從扶著東西做深蹲，或是做簡單的伏地挺身、蚌殼式、橋式等，利用自身的重量慢慢訓練對抗阻力的能力，等到體力變得比較好以後，也可以使用輕量的啞鈴來訓練肌肉。最好的訓練部位是從大腿開始，因為這裡的肌肉群最大，一收縮身體血液循環就會加速，因此訓練好大腿，不只能夠預防跌倒，心血管功能也會跟著提升，所以才說大腿是人的第二顆心臟。後來我在健身房開始努力肌肉訓練後，發現許多大哥、大姐真是深藏

不露，在一個槓鈴課程上，有位跟我所舉重量差不多的阿姨，竟然已經八十歲了，身為一個年齡不到她一半的壯年男子，我十分汗顏，但這也證明了，只要有心，肌肉就可以長留身上，發揮最強大的力量。

長肌肉的飲食

知道了練肌肉的重要性之後，再來就是要靠「吃」來長肌肉了！要長肌肉最重要的還是要給予足夠而且好吸收的原料，肌肉才會長得又快又好。大家應該都知道肌肉的原料是蛋白質，直接補充蛋白質對於長肌肉會有所助益，不過蛋白質其實是一個大分類，其下根據分子的結構和大小還有很多不同的小類別，所以，補對東西很重要！一般我們吃進去的肉、蛋、豆腐等大分子蛋白質，會先被分解成小分子蛋白質，然後再進一步被分解成更小分子的「胜肽」，而胜肽還不是最小的蛋白質分子，經過腸道的各種酵素分解產生了胺基酸，這才是蛋白質合成最小的原料。人體總共有二十多種胺基酸，包含人體一定要有的九種必需胺基酸，不同胺基酸所負責的機能不太一樣，像酪胺酸、色胺酸是幫助神經傳導物合成和釋放，補充色胺酸才能合成褪黑激素，讓你睡個好覺；補充半胱胺酸可以抑制酪胺酸脢，降低黑色素的產生，除此之外，半胱胺酸還是一個很好的抗氧化劑，同時也具有美白的效果。

其中跟長肌肉比較有關的三個胺基酸，分別是白胺酸（Leucine）、異白胺酸（Isoleucine）與纈胺酸（Valine），這三個就是市面上很紅的支鏈胺基酸（branched chain amino acid，BCAA），它們是骨骼肌胺基酸的主成分，因為是最小的分子，補充後的吸收率遠遠超過需要消化的食物或是蛋白質飲品。而補充BCAA有哪些好處呢？首先BCAA可以增強運動表現，讓你更順利達成運動目標，此外，BCAA還可以促進新陳代謝，並且讓身體消耗的蛋白質量下降，人體在運動時，會同時消耗醣類、脂質和蛋白質，如果在運動前後多補充，可以讓身體消耗的蛋白質減少，還有額外的材料可以合成新的肌肉，成效會更加明顯，所以它也可以加速運動後所需的恢復時間，如果當初我早點認識BCAA並及早開始補充，或許就不會流失這麼多肌肉。臺灣師範大學曾經研究過，如果在運動後補充BCAA，可以明顯提升運動後45分鐘體內激素的比值，進一步提升運動後48小時內的收縮肌力。換言之，運動後攝取BCAA比起攝取醣類，更能為運動員帶來持久的優良表現。

　　雖說BCAA是骨骼肌胺基酸的主要成分，佔了35%，但並不是唯一的材料，合成肌肉還是需要其他原料。所以有民眾會問，想要長肌肉是不是補充BCAA最好？其實答案未必是肯定的。補充乳清蛋白其實也是一個很好的選

擇，因為這裡面不只是有BCAA，還有其他很多好的胺基酸，單一補充BCAA並不夠全面，如果今天補充的是分子比較小的高蛋白飲品，吸收率雖然比BCAA差一點，但其中的各種胺基酸含量更全面，甚至也涵蓋脂肪或是醣類等營養成分，也是很好的補充選擇。

什麼是乳清？

市面上也有非常多種高蛋白飲品，包含乳清蛋白、大豆蛋白和豌豆蛋白等。而乳清又是什麼東西呢？乳清是從牛奶做成起司過程中的產物，我們常看到食品包裝外面有「WHEY」這個單字，就是乳清的意思。乳清蛋白又可以細分成三種：濃縮、分離和水解，三者的差異就是分子的大小還有成分的複雜性。濃縮乳清蛋白最為常見，成分也最多，包含大分子的蛋白質、乳糖和脂肪，價格也比較親民，不過因為濃縮乳清蛋白分子比較大，所以需要經過更多步驟的消化才能吸收，因為其中含有乳糖，患有乳糖不耐症的人並不適合使用濃縮乳清蛋白。分離乳清蛋白，顧名思義就是把一些東西給過濾掉，在製作過程中通常是過濾掉蛋白質之外的東西，像乳糖或脂肪等，所以成分更加單純，也因為過濾技術，留下來的蛋白質分子更小，比起濃縮乳清蛋白更好吸收。最貴的就是水解乳清蛋白，只要看到「水解」兩個字基本上就可以跟「好吸收」劃上等

號,因為它的分子比分離乳清蛋白更小,水一沖基本上就會溶解,所以好沖泡、好吸收。小朋友的牛奶也是這樣,只要是看到水解奶粉就是分子小、好沖泡、好吸收,不過價格也是最貴的。

不過無論是哪一種乳清蛋白都是動物性食物,如果是吃素的人,建議可以攝取以大豆蛋白或是豌豆蛋白為來源的蛋白質補充品。很多吃素的朋友會很好奇,植物性的蛋白質是不是比較差,完全不會喔!根據研究,大豆蛋白所提供的蛋白質含量,其實只略少於動物性的乳清蛋白,而且其所含的膽固醇,比乳清蛋白更少,也就是說如果想要增肌又減脂的話,大豆或是豌豆蛋白都是非常好的選擇。

什麼是肌酸?

還有另一種東西也是長肌肉的族群可能需要補充的成分,叫做「肌酸」。所謂肌酸,是骨骼肌裡面提供給肌肉收縮能量的物質,人體在運動後需要利用三磷酸腺苷(ATP)來幫肌肉補充能量、增加爆發力。而ATP的合成必須要仰賴肌酸,所以很多運動員會透過補充肌酸來增加肌肉強度,不過藥師認為如果只是普通民眾,而且希望維持一定的肌肉量和肌肉強度,不以大重量的訓練為主的話,其實不一定要額外補充肌酸,健身的男士反而可以在

補充高蛋白之外，額外補充一些鋅或含鋅食物，鋅為合成男性賀爾蒙重要的原料，對於運動表現的維持有所助益。

另外很多民眾也擔心，如果長期補充高蛋白會不會對腎臟造成負擔，其實如果每天的蛋白質攝取量都少於自身體重每公斤1.5克的比例，且自己又不是慢性腎臟病患者的話，其實不太需要擔心。如果是腎臟病患者，每天的攝取量不要超過每公斤0.8克，但也不能完全不攝取蛋白質。建議定期做健康檢查，確認腎臟功能即可。別忘了，要預防肌少症，吃對、動對才是最重要的。

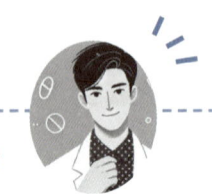

藥師小叮嚀

運動要全面，有氧、無氧都要有，吃也要全面，而且需要六大營養素都均衡攝取。無論是有氧或肌肉訓練後，一定要記得做伸展運動，才不會時間久了之後造成肌肉沾黏，引起身體緊繃和退化。最好的養生方法分享給大家「每天好好吃、日日都運動、水要喝得多、睡眠要足夠」。

胃部保養靠這味

每次跟某個朋友出去吃飯的時候，飯後都會看到他吞服一包「胃散」，一開始我好奇詢問是不是腸胃有什麼問題，他的回答是吃完飯常覺得「胃諮諮」（胃酸過多），看到電視上有胃散的廣告，自己買來吃之後覺得效果不錯，自此就養成習慣三餐飯後來一包胃散的習慣了。而電視廣告中「喝咖啡、吃甜食，讓你胃酸過多了嗎？」也是很多人現實生活的寫照，不少人就是大啖甜食在先，一包胃乳在後，但，這樣的做法真的正確嗎？

長期吃制酸劑到底有沒有問題？

首先需要了解，大部分胃散或胃乳的組成成分一定有「制酸劑」，當食物或水進到胃裡，就會啟動胃酸分泌的機制，當胃酸分泌過多的時候，就需要制酸劑來

「酸鹼中和」，大部分制酸劑是鈉、鋁、鎂、鈣等離子，雖然可以快速調整胃的pH值，但也有可能帶來一些潛在影響。胃酸本來就是用來消化食物和藥物，如果飯後大量吃制酸劑，胃不酸之後，食物反而難以消化，從「胃謅謅」變成「胃堵堵」（胃脹）。慢性病患者的藥物大多都是飯後服用，而這些藥品許多都是做成「腸溶錠」的劑型，如此可以躲避胃酸的侵襲，到腸道pH值高（pH值越高越偏向鹼性）的環境才開始逐漸釋放成分吸收，如果飯後就使用含有制酸劑的胃散或胃乳，會讓胃的環境變得「太不酸」，導致藥物提早在胃部就開始釋放，反而影響疾病的控制。

　　長期使用制酸劑的潛在問題還不只於此，因為長期使用含鋁鹽製劑可能會影響腸胃的吸收功能、破壞腸道屏障並造成便秘；碳酸鈣在體內解離後會產生氣體，可能造成脹氣，讓胃更加不舒服。此外，對於腎臟病人來說，使用制酸劑更需要小心，裡面的鈉、鋁、鎂、鈣等離子會對腎臟造成負擔，有時候甚至會讓腎臟病惡化。很多人喜歡去日本購買的「綜合腸胃藥」，裡面雖然也主打加入某些健胃中藥或是消化酵素，甚至是益生菌，用來幫助腸胃蠕動和消化，但主要的功能還是「中和胃酸」，若需要長期服用，必須經過醫師評估才行。

胃酸過多怎麼辦？

許多人都有胃酸過多的問題，尤其必須時常應酬的上班族，白天喝咖啡，晚上喝酒，加上暴飲暴食，都是導致胃酸過多引起不舒服的原因。胃酸過多可能會造成的問題，除了胃食道逆流之外，還有胃潰瘍。胃食道逆流常常伴隨著火燒心的胸悶感，這就是胃酸過多引起的症狀；有的人因為胃酸長期侵蝕導致胃壁黏膜受損，而引起幽門螺旋桿菌感染，造成胃潰瘍。所以民眾只要發現經常胃酸過多，第一步應該要嘗試改變生活型態，並且求診，而非自行購買藥物使用，像愛喝咖啡或愛吃甜食而引起胃酸分泌過多的民眾，往往只要降低攝取量，就可以避免胃酸分泌過多的問題，想要一手甜食、一手胃乳，實在不是明智之舉。

治療胃酸的藥物

有許多種藥物可以用來減緩胃酸分泌過多的症狀，像是H2受體拮抗劑（H2 receptor antagonist）、氫離子幫浦抑制劑（proton-pump inhibitor，PPI）、以及鉀離子阻斷劑等，都是可以「提前阻止」胃酸分泌的藥物，所以不要等到胃酸已經分泌、傷害了胃壁之後再來拯救，而是可以

提前阻止胃酸分泌，也能夠避免鈉、鋁、鎂、鈣離子等過多所造成的問題，避免「二次傷害」。這些藥大部分都是處方用藥，需經過醫師評估開立才能使用，其中的藥物交互作用以及需要注意之處，可以在醫師和藥師的協助下，找出最適合每個人使用的劑量以及治療區間，這才是最安全的使用方式。

講到這裡，想要再次提醒民眾，止痛藥絕對不能亂吃！止痛藥，顧名思義可以解除疼痛，但是如果真正的病因沒有根除，依靠止痛藥只會讓問題越變越大。除了原本的病灶沒有辦法處理外，常見的非類固醇消炎止痛藥（non-steroidal anti-inflammatory drugs，NSAIDs），也會因為藥理機轉的關係，進而刺激胃酸分泌。簡單的說，止痛藥會讓你「在胃不會痛的狀況下大量分泌胃酸」，等到藥效過後，「胃，只會更痛」。許多民眾貪圖「一時不痛」，在酸鹼反覆交織的情況下靠著止痛藥物度過，卻不知道胃壁正一點一點被侵蝕，直到胃穿孔了，才摀著肚子求診，這時候就不是藥物控制這麼簡單，而是要進手術房才能解決了。

顧胃保健食品

講到顧胃的保健食品，就不得不提到俗稱「維生素U」的S-甲基甲硫胺酸（S-methylmethionine），事實上它

不是維生素家族的一份子，U代表潰瘍Ulcer，表示對潰瘍有效果。這是從高麗菜中萃取出來的成分，又被稱作高麗菜精，這個成分可以抑制胃酸的分泌，更可以促使胃裡面的黏蛋白分泌，讓潰瘍的黏膜癒合，以保護胃壁，在動物實驗中還有抗發炎的效果。根據2023年的研究，他們找來一群慢性胃炎的患者，讓他們每天服用300毫克，結果發現，消化不良還有腹瀉、胃痛的狀況都獲得改善，生活品質也變好了。也曾有研究發現每天給予1,500毫克的維生素U達到八週，膽固醇明顯的下降了。或許有民眾會問，這個成分既然是從高麗菜中萃取出來，是不是可以透過吃高麗菜補充？原則上1公升高麗菜汁中大約含有42-162毫克維生素U，跟直接補充保健食品的量相差甚遠，而且高麗菜屬於產氣食物，吃了容易產生脹氣，所以大量吃高麗菜未必合適。

鋅肌肽（Zinc Carnosine）是一個人工合成的螯合物，主要是將元素鋅和肌肽（由丙胺酸和組胺酸兩種胺基酸組成）結合在一起，吃進身體後可以附著在胃的潰瘍處，修復粘膜、保護胃屏障的完整性。由於鋅肌肽抗發炎、抗氧化以及修復粘膜的特性，除了被應用於消化性潰瘍的輔助治療，對於非類固醇消炎止痛藥引起的腸炎、結腸炎，甚至是痔瘡都有不錯的緩和及修復效果。研究指出，每天建議平均攝取量為75-110毫克，成人最

高劑量上限為每天300毫克，另外也要提醒民眾，如果已經有使用鋅肌肽就不需要特別補充元素鋅，體內元素鋅如果超過15毫克，可能會降低血液中銅的含量，進一步影響體內血紅素的生成（銅是合成血紅素的重要元素），尤其是很多男性保養品中都會添加鋅，民眾在使用的時候須記得不要超量。

引起胃潰瘍的幽門螺旋桿菌的治療通常是採取「三合一療法」，將氫離子或鉀離子幫浦阻斷劑同時加上兩種以上的抗生素。根據最新的研究，如果「三合一療法」中再加上乳鐵蛋白，整體的治療效果會更好。乳鐵蛋白在人體免疫系統中扮演了重要的角色，主要存在於胃黏膜中，具有抗菌活性，因此就算沒有採取三合一療法治療幽門螺旋桿菌的民眾，平日也可以固定服用乳鐵蛋白來保護胃部。成人每天可以攝取250毫克的乳鐵蛋白，衛福部所建議的每日攝取上限量為300毫克。由於每一百毫升的牛奶只含有不到15毫克的乳鐵蛋白，加上有的民眾喝了牛奶胃酸反而分泌得更多，或是有乳糖不耐的現象，所以建議有需要的民眾不如直接使用保健食品。

最後要跟大家聊聊胃不舒服的時候，是「吃粥好？還是吃飯好？」中醫說白飯能夠顧胃氣，因此建議吃白飯。以往不少人都有吃粥比較好吸收的想法，然而站在西方醫學的角度來看未必是正確的，粥主要是水和顆粒細小的

米,所以吸收的確是比白飯好,但粥裡面的水分會讓胃酸分泌更多,可能東西都跑到腸子了,但胃酸還在持續分泌,也因為粥比較好吸收,反而讓血糖的波動更大。由此可知罹患腸胃炎其實不適合吃粥,應該是吃得清淡,吃少,然後適量攝取水分和電解質即可。

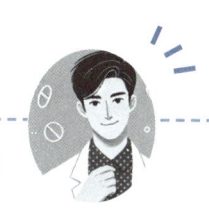

藥師小叮嚀

胃酸過多讓人感到不舒服,如果因胃食道逆流出現火燒心的症狀建議直接就診,不要自己當醫生以免搞錯病症。另外制酸劑雖然可以暫時緩解胃酸,但如果超過3天症狀仍持續出現,最好直接求診。
平常可以多吃含有黏液蛋白的食材保護胃,像是秋葵、山藥、蓮藕等,並且盡量避免會刺激胃酸分泌的物質,像是辛辣物和菸酒。

止咳護嗓看這裡

　　大腦雖然可以控制人體的許多行動，但如果是跟「反射」有關的動作人就無法透過意識控制了，像「咳嗽」就是一個沒辦法自主控制的行為。藥師非常喜歡聽演奏會，但是每次聽到音樂廳裡有人咳嗽就忍不住皺眉，可是又會職業病的告訴自己「他也是不得已的啊！」還有一次，我去聽另一位大師的演奏會，那陣子剛好藥師自己也感冒了，一直咳個不停，於是在入場前就買了龍角散。沒想到，演奏會進行到一半時，忽然一陣喉嚨癢，我含了一匙龍角散，結果卻被粉末嗆住反而咳得更加大聲，瞬間成為自己最痛恨的演奏會公敵。所以照顧好自己的嗓子，可能也是身為觀眾欣賞表演的基本禮儀。如果你是經常需要說話的工作者，那就更要好好地保護自己的喉嚨，畢竟不能說話實在是讓人相當痛苦，更影響工作效率。

常用的止咳藥物

首先,讓我們先來講講常見的止咳成分。一般來說,主要以右美沙芬(dextromethorphan)、類固醇,以及某些含有可待因或鴉片酊成分的藥物具有止咳的功能。右美沙芬是一種可以在中樞神經抑制咳嗽的藥物,是很常見的指示藥物,在藥局就可以買到,安全性很高,除了極少數人有眩暈、噁心等副作用,一般不會有什麼明顯不良反應。但因為它是透過肝臟酵素CYP2D6所代謝,所以如果有在使用MAOI抗憂鬱劑、或是抗心律不整藥臟得樂(Amiodarone)以及抗黴菌劑(Terbinafine,療黴舒主成分),併用的話會因為藥物代謝變慢,造成濃度過高,導致副作用也變強,建議使用前先詢問醫師和藥師。而類固醇因為是處方用藥,必須要經過醫師開立,只要依照指示使用即可。

藥師想要特別提醒的產品則是「止咳藥水」,市面上的止咳藥水主要分成西藥和漢方成分。西藥又分成是否含有「麻醉性鎮咳祛痰劑」,如可待因或是鴉片酊,因為這些成分對於中樞神經抑制效果強,所以止咳效果也很好,但也有一定的成癮性,在使用上需要特別小心。除了要依照醫囑使用,絕對不可以分給其他人使用。無論是哪一種

止咳藥水都不建議長期使用，以免增加身體負擔，找到咳嗽的病因，才是根本的解決之道。像很多小朋友的咳嗽，可能是因為過敏、氣喘或是呼吸道有異物，短期使用止咳藥水，雖然能舒緩症狀，不過治標不治本，求診才是正確作法。

　　有些大人的咳嗽則是由氣喘、過敏引起，只要對症下藥即可解決。但若是因為感冒引起痰液過多所導致的咳嗽，就可以使用成分是NAC乙醯半胱胺酸（N-acetylcysteine），也就是許多家長口中的小鳥藥粉，這個藥品的安全性很高，而且因為可以有效切斷濃痰，所以對於濃痰引起的咳嗽很有幫助。

隨手可得的止咳小物

　　說到感冒，很多人喜歡在感冒時含喉糖，或是在喉嚨覺得怪怪的時候使用喉糖。但也有人質疑，到底喉糖有沒有效果？其實這要看你使用的喉糖有沒有加入一些藥性成分。大部分的喉糖會加入甘草、薄荷、枇杷葉、檸檬等成分，這些都是可以維持喉部濕潤並且具有少許舒緩效果，但效果通常有限，還可能會因為吃太多而造成糖分攝取過量。市面上也有強調殺菌效果的喉糖，會加入Cetylpyridinium chloride、Chlorhexidine或是Dequalinium等成分，這些成分具有殺菌的功能，可以讓口腔細菌數下

降，降低細菌感染的風險。如果在喉糖加入Dichlorobenzyl alcohol的成分，除了殺菌還可以有抑制發炎和止痛效果；有些喉糖裡面會加入甘草酸，是因為有天然抗發炎的效果，可以緩解疼痛和腫脹；而如果看到加入Benzocaine，這是一種局部麻醉劑（-caine字尾的大部分都是此類機轉的藥物），使用的話可以快速舒緩疼痛感，也是可以作為輔助的產品。

口腔消毒的選擇不一定只有喉糖，很多口腔噴液也有消炎或殺菌效果，像是含有Benzydamine成分的口腔噴劑，可以消炎、止痛，也有麻醉的效果，所以像六歲以上的小朋友，若因為腸病毒或感冒而導致喉嚨很痛進食不易，就可以使用這類藥物來舒緩疼痛。含有Benzydamine的口腔噴劑常見劑量是每毫升3毫克、每毫升1.5毫克兩種。將每毫升3毫克劑量的藥劑給成人使用時，每次按壓2-3下，每3-4小時可使用一次，六到十二歲的孩童則減少至每次按壓1-2下。若購買的是每毫升1.5毫克產品，可以根據需求把按壓次數加倍即可。而含有優碘成分（Povidone-iodine）的口腔噴劑主要的效果是殺菌，針對細菌、病毒、黴菌等都有效，不過沒有舒緩疼痛的效果，可以在感冒初期，避免細菌軍隊大舉入侵時使用，一天可以使用4-6次，一次噴2-3下。提醒一下，六歲以下小朋友、有甲狀腺亢進問題、孕婦和哺乳媽媽都不可以使用。

養喉嚨護金嗓的保健食品

除了上述含藥成分的產品,有一些保健品也可以拿來保養喉嚨,像是維生素C、維生素E、還有蜂蜜、蜂膠等等。維生素C和維生素E都是很強的抗氧化劑,維生素C可以刺激免疫球蛋白來喚醒身體的自我免疫機制,對於修補呼吸道粘膜有所助益,無論是日常保健,或因上呼吸道感染造成的喉嚨不適,都可以透過補充維生素C和E來保養及加速復原;川貝枇杷膏裡面的川貝可以化痰、止咳、清熱散結,枇杷則可以清肺、化痰、下氣止咳;有時候保養喉嚨也會建議喝蜂蜜水,是因為蜂蜜在中醫裡有助於潤肺止咳的效果。不過根據中醫理論,每個人的體質不盡相同,並非所有的體質都適合使用這些中藥,平日服用川貝枇杷膏之後,如果狀況反而加重,建議停止使用,趕緊去就診。

許多人唱歌前都喜歡點一壺澎大海,或是含幾顆羅漢果來潤喉,其實這都是蠻好的開嗓選擇。澎大海是一種中藥,是梧桐科植物的種子,可以生津止渴,也可以改善唾液分泌,如果喉嚨乾燥或是腫脹,飲用澎大海可以舒緩。而羅漢果是一種葫蘆科的植物,可以清熱潤肺,如果喉嚨痛或是聲音沙啞,使用後有機會舒緩。但無論是澎大海或羅漢果,在中醫的「藥性」都屬於涼性藥,飲用太多可能

導致腹瀉、腹痛或消化不良。如果本身已經是寒性體質，或是出現寒性症狀，像流清涕或畏寒就不能使用；空腹單飲澎大海或吃羅漢果可能會傷胃氣，加重原本的病情。而且在西醫觀念裡，這兩種藥材皆沒有「殺菌」效果，雖然可以做為輔助，但仍要適量使用。

蜂膠也是一個可以適度使用的保健食品，有時候喉嚨有些異樣，服用蜂膠很快就有舒緩的效果，這是因為蜂膠裡面含有大量的生物類黃酮，對於抑菌、抗氧化、抗發炎、抗過敏有輔助之效，一般來說類黃酮含量只要能達到每毫升10毫克（濃度1.0%）以上即可以認定為良好的蜂膠產品。不過不同產區的蜂膠成分比例迥異，並不是每一款蜂膠都適合所有人使用，而且蜂膠裡面多少含有花粉的成分，花粉症的患者在使用前建議先小量服用，確定沒有產生過敏反應再繼續使用。

喉嚨的日常保養

除了藥品和保健品之外，日常生活中還有很多方式可以保養喉嚨，其中多喝水非常重要，喉嚨乾燥本來就比較容易咳嗽，喝水除了可以潤濕喉嚨，還可以把濃痰沖淡，如果使用NAC的藥物，一定要攝取足夠的水，更能夠事半功倍。平常也可以用溫鹽水漱口，鹽水有助於殺菌，可以降低喉嚨紅腫。另外盡量避免菸酒，香菸的複雜有害物質

可能會讓呼吸道粘膜受傷更加惡化；而酒精本身的刺激性很強，喉嚨發炎的人攝取酒精會加重其症狀。同時要避免長時間說話，建議連續講5到10分鐘的話就要休息一下，也要避免過度用力說話，以免聲帶長期緊繃拉扯，再好聽的聲音，如果日以繼夜的使用也會有操壞的一天，特別是已經受傷時，更應該「惜字如金」，才能保護好自己的「金嗓子」。

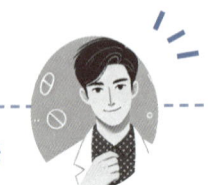

藥師小叮嚀

造成喉嚨不適的原因很多，短期可以使用藥物或保健品來輔助，但終究治標不治本，找到問題的緣由並解決才是好的方式。另外「病從口入」，雖然政府已經解除口罩禁令，不過平時養成戴口罩的習慣，還是可以避免被病原體攻擊的機會。

保護五臟有一套

埃及人相信，製作木乃伊可以將肉體保留直到逝者的靈魂再次歸來，他們會把各種器官透過卡諾卜罈（Canopic jar）完整地保存，因為沒有了這些器官，就算靈魂回歸肉體也無法正常運作。雖然外國人不吃內臟，但是在動物性食物中，營養最豐富的部分其實就是臟器，加上華人以形補形的觀念，很多人的媽媽也會做出各種好喝的豬心、豬肝、豬肺湯，來幫我們補足各種營養。既然五臟是我們人體的主要器官，蘊藏強大的動力和能源，啟動生活中各種行為，一旦讓它們操勞過度，或是因為吃錯東西導致毒素累積，除了帶來疾病，更可能會造成不可逆的傷害。

中西醫的五臟大不同

雖然是同樣的臟器名稱，但中醫和西醫的五臟概念卻

不太一樣，譬如西醫講的腎，指的就是腎臟，可是中醫說的腎，範圍不只是腎臟，更是擴大到整個泌尿生殖系統，而且不只是有形的水分和血液，也包含無形的「腎氣」。所以才會出現有些民眾去看完中醫，中醫師診斷出「腎虧」、「腎虛」現象，於是跑去找西醫師檢查腎臟功能，卻發現腎臟一切正常的情況。儘管中西醫對五臟的看法不同，但是臟器作為身體循環重要的一部分，把臟器保養、照顧好，無論在西醫或中醫領域都非常重要。因此這一篇要來跟大家分享如何「照顧五臟」。

心臟

　　作為身體最重要的器官，心臟一旦受損，就無法順利推動各種循環，無論中西醫都強調「護心」的重要。心臟是身體的幫浦，所以給予足夠能量很重要。這時候就一定要談到「Q10」，Q10是「CoQ10」的簡稱，Co指的是Coenzyme，Q指的是Quinone，又被稱作Ubiquinone，是一種存在於粒腺體中的輔助酵素，在細胞有氧呼吸中扮演著非常重要的角色。補充Q10是為了維護心血管系統的正常運作，心臟才有動力把血液從心臟打出，運送到身體各處。根據臨床研究，如果一天補充100毫克左右的Q10，除了可以適度舒緩血管壓力、

讓血壓變低,針對心臟衰竭的病患,還可以維持心臟健康,提升存活率。

此外,保護心臟另一個重點是不要讓它「做工太勞累」,譬如膽固醇過高的患者,他的身體可能因為血管被塞住而有血壓過高的症狀,身為幫浦的心臟必須花更多力氣和能量才能把血液打出,所以有高血壓、高血脂的民眾應該好好吃藥來降低血壓和血脂,這個時候Q10就可以派上用場。除了保護心臟之外,額外補充Q10對長期使用降血脂藥物的民眾也有幫助,根據研究,長期吃降血脂藥物的人,其體內的Q10可能會缺少高達40%以上,人體的穩定性、免疫功能也會變差,針對這些患者可以每天補充30-200毫克的Q10,減少降血脂藥帶來的副作用。

肝臟

肝是人體內的調色盤,也是最重要的代謝器官,可以幫身體去除各種毒素、儲存需要的養分,又可以製造各種蛋白質和酵素,讓我們的人生無論是體內或體外都多采多姿,所以肝一旦受損,人生就會逐漸黑白。講到護肝的藥物,不得不提的成分就是水飛薊素(Silymarin),它從水飛薊這個植物中提煉出來,除了

抗發炎還可以穿過肝細胞，幫助肝細胞的代謝功能，讓已經受損的肝細胞再生，增加肝細胞的分泌功能，減少肝臟疾病的病程，促使發炎的細胞修復，避免因為肝臟細胞受損而硬化，最後導致肝衰竭。所以民眾如果需要大量應酬、或是作息日夜顛倒，又或者在化工產業服務而不得不接觸到許多化學物質像四氯化碳，這時候就可以使用水飛薊素來護肝。

根據2020年研究顯示，患有脂肪肝或是肝衰竭的民眾，可以考慮提早使用水飛薊素來治療，因為初期肝臟的再生潛力還很高，這時候使用的效益最佳。水飛薊素屬於藥物，必須經過醫師開立或是藥師指示才可取得，並非保健食品，所以請先諮詢專業醫療人員。另外，水飛薊素並非神藥，根據研究效果仍然有限，重點還是找到病因加以解決，並且調整生活習慣，像是降低酒精攝取或不亂吃成藥。

保健食品中的五味子，因為含有木質素，可以誘導穀胱甘肽產生抗氧化作用，進一步降低外來物質對於肝臟的傷害，是保健食品中相當不錯的選擇。目前尚未訂定建議用量，一般來說每日攝取不超過2公克應該都是安全的劑量，擔心過量的民眾只要遵照外盒的建議使用方法即可。而芝麻素則是可以降低四氯化碳或是酒精造成的肝損傷，還可以降低GOT、GPT數值，同樣是不錯的

護肝產品，根據國內法規，芝麻素的建議攝取上限量為一天15毫克。

脾胃

中醫認為脾與胃息息相關，想要把胃給顧好，必須也養好脾臟。西醫則認為脾臟是全身最大的淋巴器官，具有免疫、造血、儲血等功能，不過西醫中比較沒有「健脾」的概念。以中醫理論來說，脾胃最忌濕冷，所以平常盡量要少吃生冷的食物，脾虛又濕的話，容易出現腹脹食少、大便軟、身體也較沒有精神的情況，有的人甚至會有四肢浮腫的症狀。最常見的去濕方式就是飲用「四神湯」，四神湯的材料主要是茯苓、山藥、芡實和蓮子。相傳清朝時，乾隆皇帝帶著四位大臣下鄉探訪民情，結果舟車勞頓，大臣們都病倒了，乾隆遂下重賞尋覓良醫，後來找到一位高人，開出了以茯苓、山藥、芡實和蓮子燉煮的方子，不久後大臣們的身體見好，於是乾隆龍心大悅，詔告天下：「四臣，事成！」也因為四臣和四神發音相似，便有了四神湯的美名。市面上有很多以四神湯為基底，另外再加上利濕的材料，像是薏仁製成的保健食品，都是健脾產品的好選擇。

至於保養胃部，雖然市面上很多胃散或胃乳，不過

大部分都是以「制酸劑」為主，所以不建議長期使用。可以選擇使用高麗菜精產品，也就是俗稱維生素U的S-甲基甲硫胺酸（S-methylmethionine），研究指出，每天使用300毫克可以輔助舒緩胃炎。鋅肌肽（每天服用不超過300毫克）和乳鐵蛋白（每天服用不超過300毫克），也是可以透過適度補充用來護胃的保健品。

肺臟

肺臟是用來交換氣體的重要器官，一旦出了問題，例如上呼吸道感染，或病原體侵入肺部造成肺炎，都會增加肺部的負擔。新冠肺炎剛爆發時，當時流行的alpha和beta病毒都會對肺部造成不可逆的傷害，像肺纖維化。這些病人康復之後，時常覺得呼吸困難，肺活量和肺功能都無法回到從前。日常保養肺部相當重要，有些人會隨身攜帶成藥，如「救肺散」或「龍角散」，咳嗽時就來個一小匙。但在中醫的系統中，許多疾病有「熱性」及「寒性」之分，咳嗽也不例外，想要「清肺」還得看每個人的體質，因此請教合格中醫師準沒錯。

如果想要長期使用保養的話，可以選擇使用「療肺草」（Lungwort），它是一種紫草科的植物，主要盛產於歐亞。因為含有大量的多酚、原花青素和生物類黃酮成

分，有助於減緩呼吸系統的慢性發炎反應，還可以抗呼吸道過敏、增強免疫系統。時常會吸到廢氣、需要經常說話，或是在化工業服務的民眾，都可以嘗試使用。不過目前臨床上針對療肺草的研究不多，建議使用劑量也尚未訂定，在使用相關產品時，請盡量遵照指示使用，或請教專業的醫師和藥師。

腎臟

臺灣是數一數二的「洗腎王國」，造成腎功能出狀況的原因很多，除了攝取過多的鈉，糖尿病、菸酒，加上民眾喜歡自行服用各種藥品，以及來路不明的保健食品都是常見主因。藥師曾遇到過一位阿嬤，除了自己慢性病的藥物，還購買很多「護腎」保健食品，並且會定期使用不明成藥，不需要看抽血驗尿的報告，我就能判斷她的腎功能一定很差。果不其然，經過檢查診斷，她已經是腎衰竭前期的病人了，這時候我只能苦口婆心向她說明，隨意服用來路不明的藥物和保健食品就是她面臨洗腎危機的原因，後來除了醫師開立的慢性病藥物之外，其他的藥物她全都不吃，過了一段時間，腎功能才逐漸好轉。

如果真的想要透過保健食品保養腎臟，根據目前的

研究，可能有護腎功效的選擇包括「褐藻醣膠」和「芝麻素」。芝麻素裡面的「木酚素」有很好的抗氧化、抗發炎能力，所以對於「保肝、護腎」具有潛力。而褐藻醣膠，過去只被認為跟腫瘤有關，其實它的效果更為廣泛，根據臺北醫學大學研究團隊發現，小分子褐藻醣膠合併穩定的藻褐素以及肉鹼，在動物實驗及細胞實驗中可以看到其對慢性腎臟病有防護作用，這篇研究成果甚至登上國際期刊。但臨床上我看過太多因為亂吃東西導致腎臟功能衰退，最後甚至洗腎的病人，要保護好腎臟，養成不要吃太鹹、太油、太辛辣，多喝水的生活習慣，其實對腎臟更好。針對腎臟保養，我認為有時候「不吃，比吃還要好」。

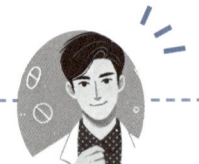

藥師小叮嚀

人體具有一定的自體修復功能，有時候與其想著要如何補救，不如檢討「是如何對他們造成傷害」，然後努力修正這些原因，才是根本的作法。另外，臟器是否健康是沒有辦法靠「自我感覺」來判斷的，定期做健康檢查，透過精密的科學儀器才有辦法清楚掌握臟器的使用狀況，一味的使用保健食品，有時不但沒補到，反而會對身體造成傷害。

Part 5
藥師真心話

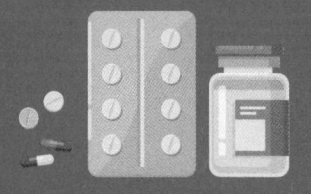

藥師的真心話大冒險,其中只有一句敘述是正確的。

A:保健食品雖然是食品,但是政府對於旅客攜帶入境的數量仍有相關規定。

B:天然的保健食品成分穩定性往往比合成的更高。

C:探病送食品需要考量病人能吃哪些營養品,所以直接買花送人最合適。

親愛的讀者,你知道正確的是哪一句嗎?當你走進藥妝店,雖然藥師能夠傾聽你的煩惱,再根據

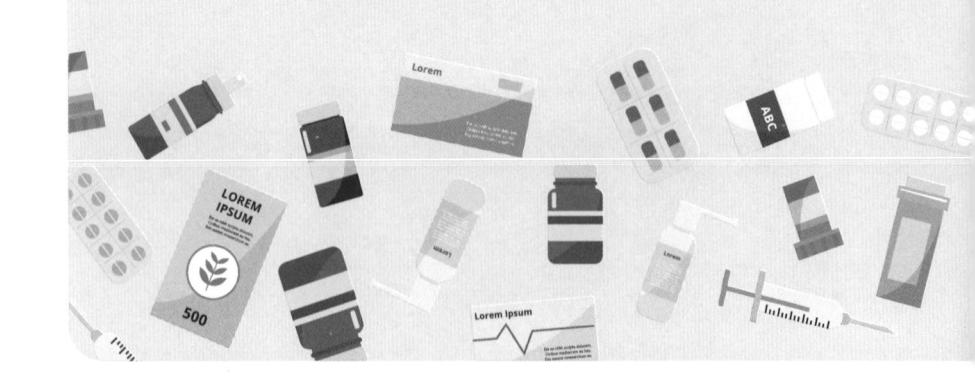

這些需求選擇最適合的保健食品。但是難免會遇到因為時間壓力，讓藥師來不及服務，一時也說不清保健食品與藥物之間注意事項的情況。所以在這一輯藥師就是想幫助耳根子太軟的民眾，減少衝動購物之後的後悔，當藥師不在自己身邊的時候，能夠靠自己破除一些迷思，避免無謂的花費與潛在風險，進而做出正確的判斷，真正為自己與家人的健康把關。

對了，保健食品雖然是食品，但是想要攜帶入境都有嚴格規定喔，如果攜帶超量，經查獲就會開罰！所以答案是A，你答對了嗎？

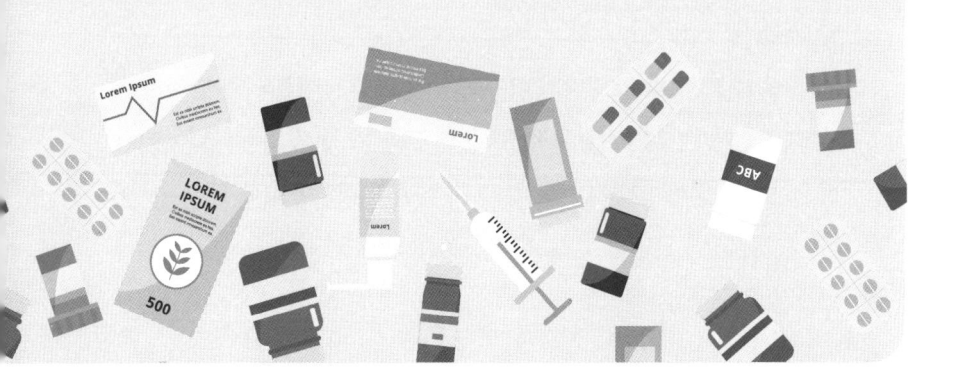

保健食品「劑型」QA

在醫院上班時常會遇到一些趣事，我曾遇過醫師開立俗稱「塞劑」的「陰道栓劑」給病人使用，結果病人回診時跟我們抱怨：「你們醫院的藥怎麼這麼大顆，難吞又很油，而且嘴巴還會起泡！」細看了處方箋後才發現病人的使用方式錯誤，把塞屁屁的藥品吞下肚了！而且當初給藥確實有做衛教，只是患者大多聽過就忘了。在臨床上也不時遇到老人家會擅自「減藥」，自作主張把一顆降血壓的藥切半服用，卻沒有注意到這個藥物是外層有特殊膜包裝的「緩釋劑型」，結果劑型被破壞吃下肚後，藥物一次大量釋放，反而讓血壓降得太低，藥效過了又回到高血壓狀態，血壓彷彿「坐雲霄飛車」，對身體來說無疑是相當嚴重的傷害。

會出現這些狀況往往是因為民眾在使用藥物時沒有注意到「劑型」。你應該也經常見過，同樣成分的藥物設計成不同的劑型，可以讓治療有更多的選擇和應用。根據

2021年衛福部所公佈的劑型代碼中，常用的藥物劑型總共就有兩百四十六種，一般來說醫師會考量病情、治療目標還有生活習慣等開立適合的藥物，到藥局買藥或是保健食品的時候，藥師也會根據你的情況選擇最適合的「劑型」給予建議。最簡單的例子就是孩童，醫生大多會開立藥水或是藥粉，而成人則是直接開立錠劑。如果保健食品也有不同劑型可以選擇，加上成分來源分為天然萃取和化學合成，在購買時又應該怎麼選擇，天然的一定比較好嗎？

常見的口服劑型

常見的口服劑型可分成錠劑、硬膠囊、軟膠囊、咀嚼錠、粉劑、水劑等幾種不同劑型，錠劑又可以再分成「一般錠」、「速效錠」、「緩釋錠」等幾種，一般藥物、常見的維生素、礦物質都是屬於在自然環境下穩定性高的化合物，加上讓藥品不易變質的賦形劑，例如玉米澱粉或乳糖等成分，在高壓定溫的環境下就可以壓製成「錠劑」。藥品的「賦形劑」，就如同食品的添加物，是指藥品主成分以外，其他添加於藥品中的色素、黏合劑、潤滑劑、矯味劑等原料，例如可以讓藥水喝起來甜甜的，或控制藥錠在腸胃慢慢釋放。

錠劑是市面上最常見的劑型。藥品製作成錠劑的好處

是安定性高，比較不容易因為潮濕、高溫而氧化或變形，製作成本也是最低的，它的缺點則是必須先經過腸胃的溶解，成分才能進一步被吸收，所以如果胃不夠酸，像是有吃胃乳或止胃酸藥物的民眾，他們所吃的錠劑藥物可能沒有辦法完全被溶解，使得藥品主成分無法完全被吸收。藥物的溶解吸收都有相當嚴格規定，確保人體能夠吸收到一定的量，但保健食品因為被視為食品，因此廠商不需要做這些試驗，即便是同成分、同劑量的錠劑，不同廠牌產品的吸收率也會不一樣。再者，因為打錠須經過高壓才能成形，活性益生菌這類成分可能就會在過程中被破壞而失去活性，所以如果是益生菌，藥師就不會推薦購買錠劑產品，但一般維生素或礦物質的話就不會有這個問題。

緩釋錠要考慮交互作用

錠劑還可再細分為「速效錠」和「緩釋錠」，緩釋錠就是緩釋口服劑型，它的出現是為了減少使用者服藥次數，讓藥品在體內慢慢釋放出來，藉以穩定藥品在血中濃度。仔細觀察市面上維生素C錠劑，可以看到「一般錠」和「緩釋錠」兩種，因為維生素C在人體內需要少量多次補充，吸收率才會高，所以可以多次補充低劑量的一般錠，或者使用緩釋錠，讓主成分在體中慢慢釋放。低劑量

一般錠的優點是價格便宜，不過要多次操作；而緩釋錠的優點是方便但價格比較高。

除了價格，還得考慮到藥物交互作用，像是維生素C和含鋁制酸劑藥物有交互作用，如果一起服用，會造成血液中的鋁濃度上升，引起神經性副作用；B群裡面的B6如果遇到帕金森氏症的藥物美道普（Madopar），也會因為藥物交互作用使得藥效降低，如果這時候選用維生素緩釋錠的話，反而無法避開交互作用，因此選用劑型也需要考慮是否會與其他藥物產生交互作用。

軟膠囊和硬膠囊

軟膠囊和硬膠囊也是常見的兩種劑型，一般來說硬膠囊裡面裝的可能是粉末或顆粒；而軟膠囊裝的是液態成分。前段提及益生菌不適合在高壓環境下製作成錠劑，就可以將它填充到硬膠囊中方便固型；有一些藥物或保健品的味道不太好，像有些民眾不能接受鈣片或鐵劑的味道，做成硬膠囊就可以避免舌頭接觸成分。其實軟、硬膠囊的缺點也和它的劑型直接相關，硬膠囊因為體積有限，例如葡萄糖胺，做成粉劑直接下肚會讓某些人腸胃不太舒服，所以有些廠商就推出硬膠囊劑型，不過總粉末量比較大，裝成膠囊可能一次就要吃很多顆，也有一些民眾因為嫌麻煩就改回吃粉劑。

而軟膠囊裡面大部分裝的是脂溶性的成分，像是魚油、Q10、維生素D等，一般人吃了到腸胃軟膠囊破掉，藥物就可以直接釋放並吸收，不需要先經過「溶解」，而放置鼻胃管的病人可以刺破膠囊再進行管灌。然而軟膠囊的優點同時也是它的缺點，相信大家應該都有需要經過拍打，甚至倒過來搖一搖才能把膠囊倒出罐子的經驗吧？遇到天氣熱或者是潮濕的時候，軟膠囊外層會更容易軟化，導致軟膠囊有時候會整罐黏在一起，甚至外層破掉的情況，在保存上比較麻煩。另外有些素食者會希望避免動物性成分，但是無論是硬膠囊還是軟膠囊，85%以上都是由豬皮所做成，而且廠商通常也不會註明膠囊的原料來源，民眾如果有疑慮的話，可以請藥師協助詢問廠商。

粉劑或水劑最易吞服

　　粉劑或水劑，通常是為了體積比較大，或是為了方便溶解、吸收所選擇的劑型。像膠原蛋白一天至少要吃到5,000毫克以上，或是葡萄糖胺一天要吃到1,500毫克以上，為了方便吸收，市面上可以看到粉劑和水劑的劑型。粉劑雖然要先經過溶解，不過因為表面積大遇到水很快就能溶解，所以吸收度也比一般錠劑高。但是粉劑的問題也是因為表面積大，吸水能力特別好，很容易結

塊,就像牛奶罐反覆開啟,開封一段時間之後就會有結塊現象。水劑最大的優點是好吞服,而且因為省掉溶解的步驟,對於吸收也有所幫助,但是和粉劑一樣,如果不是一次性的包裝,服用過程中需要開開關關,反覆接觸到空氣很快就會氧化,例如液態葉黃素雖然好喝也好吸收,但是如果購買大罐包裝,又沒有辦法在時限內喝完,很快就會氧化產生氣味,或者是主成分產生變質而影響效果。

固態水劑:發泡錠

發泡錠則是另外一種「固態水劑」,很多維生素例如維生素B群、C,現在都會做成發泡錠,丟到水裡面很快就化開,不僅輕便好攜帶,吸收效率也比錠劑好,因此成為很多人喜歡的選擇。發泡錠確實方便,不過也有需要注意的地方,首先因為它是透過酸鹼中和的原理溶解,所以電解質含量比較高,特別是含鈉量。如果是腎臟比較不好或是在洗腎的民眾,藥師並不建議使用發泡錠,因為大量飲用可能會導致電解質失調。另外發泡錠的正確使用方法是把藥品放於冷水中,完全溶解後才能喝,如果為了圖方便直接把發泡錠吃進去,其實具有危險性。之前就有新聞報導,有父母誤將發泡錠當成一般口含錠放在小孩嘴裡,結果因為大量產生二氧化碳造成小朋友窒息死亡的案例。

在此提醒民眾發泡錠應該要完全溶解於水中之後再使用才安全。

用擦的葡萄糖胺，真的有效嗎？

現在有很多廠商會透過改變劑型，引發新的話題來帶動買氣，像是市面上開始出現用「擦」的葡萄糖胺。從學理的角度來看，如果我們肌肉痠痛，可以透過貼藥布，讓藥性經過皮膚釋放吸收到達肌肉層作用，路程其實並不長。不過葡萄糖胺必須吸收進去關節腔才能夠發揮潤滑作用，而關節腔是被肌肉緊閉包覆住，就算穿過肌肉層要進入關節腔的屏障也幾乎不可能，所以用擦的葡萄糖胺比較難有成效。

化學合成的和天然的哪個卡好？

大部分的維生素和礦物質都是「化學合成的」，理由很簡單，成本低、穩定性高，而且可以大量生產。很多民眾會好奇，是不是天然原料萃取的尚好？那可不一定！事實上，化學合成的維生素可能比天然萃取的穩定性更高，也可以避免食物來源造成的過敏現象，以維生素C為例，100毫克的維生素C大概需要兩顆柳丁才能萃取出來，如果想要每天補充500毫克，就要10顆柳丁，一罐維生素C中如果有30顆錠劑，就要用掉300顆柳丁才能

生產出一罐維生素C。這樣一罐保健食品的成本得有多高？因此天然萃取雖然很好，不過有時候也要慎選，像是有花粉症的人選擇服用以金盞花製成的葉黃素，就有可能提高過敏機率，反而不建議這麼選擇。即便不是天然原料萃取的就一定比較好，藥師還是建議民眾依據個人的體質來挑選產品才是最聰明的做法。

保健食品的保存期限

民眾也常詢問各種劑型的保健食品，它們保存期限會不會有差異？所有的保健食品都會標上有效日期，不過那些有效日期都是「開封前」的日期，一旦開封，有效期限就會改變，雖然目前沒有固定準則可以換算，但是藥師還是可以提供一些簡易的參考標準。如果是鋁箔紙的包裝，原則上就依照標示日期使用，如果沒有辦法確認有效日期，建議不要放到超過取得時間之後的半年，很多民眾可能覺得錫箔紙的包裝可以隔絕空氣，事實上錫箔紙和塑膠片都不是完全密封的環境，放置一段時間後還是會有水氣跑進包裝內。

如果是一般瓶裝、罐裝的錠劑、膠囊、發泡錠等劑型的話，建議開封後不要放置超過三個月，如果是粉劑或是水劑的話，建議開封後一個月內就要用完，否則可能會變質或是效果變差。所以如果沒有辦法儘快吃完的

話，藥師建議不如購買小包裝產品，反而可以延長保存的時間，不然買了一大罐，吃不完過期又捨不得丟，反而更加浪費。我曾經在家訪時看過老人家還在吃一整罐都發黑了的維生素C，還有每次喝之前都要先敲碎的結塊高蛋白粉，心中不忍之餘也多了份擔心，這樣吃下去會不會得腸胃炎啊？

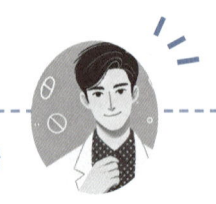

藥師小叮嚀

保健食品並非「價高者美」，民眾一定要確定自己是否有缺乏才有補充之必要。另外還得確認與藥物間是否有交互作用，審視個人生活習慣，來選擇適合自己的劑型和服用方法。「最新型」的保健食品未必是「最適合」的。

探病帶什麼最有禮？

送禮文化一直是華人傳統很重要的一環，送什麼、送給誰、怎麼送都是大哉問，尤其在探病的時候更是要精心準備伴手禮，希望將祝福帶給康復中的親友，在心理生理上給予安慰。站在醫學角度來看，有一些禮物是「雪中送炭」，對於康復中的病人有十分的助益；有一些則是「錦上添花」，增添病人的營養以增加元氣；另外還有一些則是「適得其反」，不如不送，病人用了反而增加身體的負擔。曾經看過人緣很好的病人，親友團帶著大包小包來探病，又是蛋糕、鹹酥雞，又是可樂、果汁，讓人以為病房正在開同樂會，結果被護理站的護理長警告絕對不可以給病人吃，請親友們通通帶走。可是探病兩手空空真的不好看，所以這一篇想要跟讀者分享一下，從醫療人員的角度來看，要怎麼送禮才能「送進心坎裡」。

適得其反的禮物

　　首先想要分享的是「不建議送的禮物」，身為醫療人員的我，心中認為最不適合送的禮物就是「鮮花」。大家可能會很詫異，美麗芬芳又有滿滿祝福寓意的鮮花怎麼會是送禮的禁忌品？原因是鮮花裡面可能會藏有多種的病菌，像是青黴菌（黴菌）、葡萄球菌（革蘭氏陽性菌）和大腸桿菌（革蘭氏陰性菌），對於一般人可能不會有太大影響，但對於免疫力差的病人來說，鮮花裡的病原體可能會造成病人不必要的感染；有些人天生就會花粉過敏，在病房放置花籃可能會導致呼吸道不適，或是皮膚搔癢。尤其是在呼吸照護病房或是腫瘤科病房，護理師都會盡量幫病患謝絕鮮花，降低任何對身體有危害的風險。

　　同樣不建議當作探病禮物的則是「益生菌」。對免疫正常的人來說，益生菌是很棒的送禮選擇，可是對於住院病人來說卻是一個危險的「病原體」。這些在腸胃道中能夠替身體分憂解勞、傳遞訊息的好菌，若不小心跑錯地方，經由血液或是呼吸道跑到肺部，就會變成可怕的大魔王，導致吸入性肺炎。臨床上已經有許多相關的研究和案例顯示，不鼓勵有呼吸疾病的病患使用益生菌，尤其是一般手術過後，或是正在康復中的病人、容易嗆咳的高齡長

者,於住院期間都應盡量避免使用益生菌,以免造成不必要的感染。

水果也是一種可能會送錯的禮物,不過主要是針對水果種類以及病患的病症而定。如果是腎臟疾病的病患,因為體內廢物不容易排除,體內的鈉、鉀、鈣、磷等也不容易達到電解質平衡,所以不可以攝取鉀離子或是磷離子過高的食物,例如香蕉、奇異果、番茄或是楊桃,都會加速腎臟的壞死。不僅只是水果,像是大豆卵磷脂、花粉、蜂王漿等都是富含磷、鉀離子的保健品,也不建議腎臟疾病的人攝取。針對心血管類疾病的病人,因為體內鉀離子可能比較少,倒是可以適量補充,不過如果心臟和腎臟功能都不好,那最好都不要攝取。而某些手術前後必須要低渣飲食,這時候選擇富含纖維素的水果,像是蘋果、水梨,可能會造成癒後效果不好,必須謹記。

錦上添花的禮物

為了補充營養,有些家屬喜歡帶自己熬的雞湯、魚湯,或是購買雞精、滴雞精、蜆精等產品,這些食物中大多含有優質的胺基酸以及蛋白質,大部分的病人其實都可以安心食用。

雞肉裡面本來就有很多優質營養素,有研究指出,雞

肉含有許多種類的胜肽分子（也就是小分子蛋白質），具有抗氧化的效果，甚至對於臟器也有一定的修復功效，加上熱量又不高，所以阿公、阿嬤常說生病後要喝雞湯，就是延續老祖宗的智慧。雞湯、雞精、滴雞精的差異，主要是萃取方式的不同；雞湯是把整隻雞放下去燉煮，保留全雞的營養；雞精的話則是用高壓、高溫加水燉煮，再經過濃縮和過濾，去除脂肪和很多雜質，口感跟雞湯不一樣，熱量比較低，但也比較容易有腥味；滴雞精的做法則是不加一滴水，用長時間的密閉蒸煮，把全雞的精華萃取出來，因為不是加水後濃縮，只有做脫油過濾，口感跟原始雞湯比較接近，但費用卻是最高的。雖然有人說滴雞精分子更小、更好吸收，不過雞精已經很適合人體吸收了，我覺得雞精和滴雞精在營養成分上差異不大，看官們可以自行選擇。不過某些雞製品含有較高的鈉、鉀離子，雞肉本身也有較高的普林（嘌呤，尿酸原料），如果病友患有高血壓、慢性腎臟病或是痛風，建議少量攝取即可。

　　魚湯也是很好的探病選擇，魚肉細膩入口好消化，又有豐富的膠原蛋白和Omega-3，很適合術後食慾和消化比較差的患者，而鱸魚和虱目魚因為脂肪較低、蛋白質含量高，是很常見的材料，中醫認為鱸魚健胃補氣又調和腸

胃,所以許多人去探病喜歡帶鱸魚湯。至於蜆精,雖然裡面含有很多好的胺基酸,例如丙胺酸、甘胺酸及精胺酸,可以營養補給、增強體力,也可以拿來調節生理機能,維持健康。只是蜆精的鈉含量不低,因此肝腎功能不好的病人需注意適量飲用。

不少人也喜歡帶燕窩、人參、冬蟲夏草,或是牛樟芝、靈芝,乃至於葡萄糖胺等禮品去探病,其實這些也都算是大方安全的選擇。燕窩中除了大家熟知的蛋白質,還有「燕窩酸」,這種胺基酸能夠協助身體進行修復,對於皮膚基底的修復尤其有效,所以如果動完手術後使用燕窩,對於傷口修復具有輔助效果。不過燕窩是葷食,如果是吃素的人或是對動物性蛋白過敏的民眾不適合使用。牛樟芝和靈芝裡面有很多「三萜類多醣體」,對於增加免疫細胞、抗發炎、抗潰瘍、抗腫瘤以及免疫調節有不錯的潛力,只是目前的研究大多是動物性研究,所以食用上沒有什麼太大的禁忌,酌量攝取即可。至於人參飲及黃耆飲,在中醫的角度來看對於身體有很好的補氣效果,不過一來補氣不宜補過頭,二來是像人參、茯苓等中藥材,可能會和降血壓或降血糖藥物產生交互作用,加強藥物的副作用;另外,當歸與人參可能會降低瓦法寧(Warfarin)藥物的抗凝血效果,所以

一般我去探病都不會帶中草藥相關的補品，而是等到病人出院，或請教過中醫師之後才會送這類禮品。至於葡萄糖胺，對於許多關節本來就不好的老人家可以做為保養品使用，不過因為葡萄糖胺飲容易刺激腸胃道引起胃酸分泌，建議可以出院之後再送。

雪中送炭的禮物

對於手術病患、骨折病患或是一般住院病患，我覺得最適合送的禮物，就是市面上各式各樣的成人營養品，像是亞培安素、桂格完膳、補體素等產品。住院病人本來就容易營養不均衡，這類補充品裡面大部分都已經過醫師或營養師的專業配方調配，所以在基礎營養，例如醣類、脂質、蛋白質、水分等都有完整的補充，乃至於各類必需維生素、營養素、巨量礦物質（鈣和鎂），甚至是特殊胺基酸像BCAA，或是某些針對傷口修復的蛋白質都有涵蓋。奶粉也是擁有差不多的營養素但相對較為低價的禮品，除了必須親自沖泡外，也具有成人營養品大部分的優點，市面上的產品大多也有根據不同族群的需求而有不同的配方，不失為一項好選擇。

不管是哪種補品，送禮前還是需要考慮病人的特性，像是腎臟病、心血管、三高病患等人各自有著不同的飲食

禁忌，市售成人營養品也會針對不同患者的需求設計專屬的配方。從醫療人員的角度來看，這些能夠「定性」、「定量」的補充品，對病人來講反而是更全面、更安全的選擇。

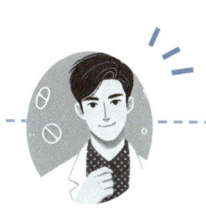

藥師小叮嚀

臺灣醫療環境良好，在醫院往往都能獲得完整照護，雖然手術或是某些治療對身體會有損傷，不過調養本來就不是立竿見影。加上病程其實是會變化的，不同恢復期需要的營養素種類也不同，建議都要請教醫師或藥師後才能使用，「補得多不如補得好」送得對又送得巧，才是最好的祝福。

保健食品與藥物的相互作用

　　相信大家都看過農民曆後面的食物相剋表吧,上面會告訴你什麼食物不可以一起吃,否則就會中毒,同時也會貼心標上解毒劑是什麼。讓我印象最深刻就是吃了田螺後不可以吃冰,否則就需要以地漿水來解毒。地漿水是一種傳統中藥成分,其製作方法是掘地三尺,並且在黃土層中注入新汲的水、攪混,等澄清之後再取出的水就是地漿水。初次看到時,我心想「這解藥也太難取得了吧?就算有效也沒有中醫師敢開吧?」不過重點是老祖宗早就發現食物之間有相剋的性質,到了現代,這樣的相剋性質,被我們稱為「交互作用」,而且交互作用其實不只包含「相剋」,也包含「加成」。像是某些藥物和藥物、或是藥物和食物如果一起使用,可能會因為彼此降低體內代謝,而導致藥物濃度(藥性)在體內延長過久,也讓某些嚴重副作用停留在身體中,加重肝腎負擔。現代人保養身體的意識抬頭,也逐漸養成服用保健食品的習慣,而保健食品雖

然被列為食品,但細究其成分大多經過萃取,雖然未到達藥品等級,仍屬於高濃度的成分,所以相較於一般食物,比較容易攝取過量。如果和服用之藥物剛好有交互作用,副作用往往比想像中來得強烈。

維生素和藥物間的交互作用

許多民眾每天都會吃保健食品,常常在攝取綜合維生素後,又來一顆單方維生素,因而忽略建議劑量,想到就吞幾顆,而造成許多潛在的風險。以脂溶性的維生素A為例,服用過量容易中毒,造成頭暈、噁心、嘔吐以及視力模糊等情況。而有些年輕人受青春痘所苦,求診後有時醫師會開立「口服A酸」,如果又額外塗抹外用的A酸/A醇類產品,由於A酸或是A醇都是屬於維生素A家族的成員,代謝後皆會產生維生素A,使得體內的維生素A在不知不覺中過量,就會產生中毒反應,維生素A屬脂溶性維生素,無法快速代謝,也沒有解毒劑,只能等待症狀逐漸消失,但長期下來有可能會造成肝臟、腦部和骨骼的損害,不可不慎。

維生素B群是國人最常補充的維生素,雖然大部分都是水溶性,但過量服用還是有可能產生問題。帕金森氏症為國人第二常見之神經退化疾病,僅次於失智症,最常見的治療方式是使用藥物美道普(Madopar),不過有服用

高劑量維生素B6的帕金森氏症患者需要特別注意，B6和美道普之間建議間隔至少2小時，合併使用會使得藥物治療效果下降。

服用維生素C時，通常可以和鐵劑一起服用，鐵劑的空腹服用吸收率較高但是也傷胃，然而跟著食物吃吸收率又比較差，不過鐵劑和維生素C彼此之間有「好的」交互作用，同時服用可以幫助鐵劑的吸收。而維生素C和D就不適合和含鋁的制酸劑一起服用，這兩者都會增加體內鋁的吸收量，身體裡面的鋁一旦太多，會導致軟骨症、骨質疏鬆，也會直接影響中樞神經和身體的造血作用，對於腎功能不好的人來說尤其危險。所以胃食道逆流或是胃潰瘍病人，有在服用此類制酸劑的話，會建議與維生素C和D間隔至少2小時再服用。

有缺血性中風或是有栓塞風險的民眾，醫師常常會開立抗凝血藥，像是瓦法寧（Warfarin）或是拜瑞妥（Xarelto）等抗凝血藥物由於使用劑量和中毒劑量接近，只要沒有抓好劑量就會導致作用變差或是太強，醫師往往需要很仔細的調整才能找到每個病人的最佳使用劑量。而在使用這些藥物時，要注意不可以跟維生素E和維生素K併服，維生素E會讓抗凝血藥物的效果太強，導致瘀青或出血增加等副作用；而維生素K的作用剛好跟維生素E相反，會導致抗凝血劑的效果變差，提升病人中風的風險。

曾經有病人問我「那可不可以一起吃抗凝血藥物、維生素E和維生素K？」抱歉這樣並不會有「正負相消」的效果，只會讓抗凝血藥物在體內的濃度更不穩定。其實有在服用抗凝血劑的病人，不一定需要再補充這些維生素，若想要額外補充綜合維生素的民眾，建議請教藥師，確認過劑量再吃。

營養素和藥物間的交互作用

除了維生素，也有不少營養補充品會和藥物之間有交互作用，首先來談談益生菌。益生菌除了可以顧好腸道環境，還可以在「腸腦軸線」間成為大腦最有利的傳訊兵，強化身體效率。但益生菌的本質就是「細菌」，所以會殺死細菌的藥物也都會成為益生菌的剋星，換言之，身體因為感染而開始服用抗生素時，益生菌也會跟著倒大楣，使用抗生素期間應該要避免使用益生菌，縱使抗生素會把體內好菌破壞殆盡，但應該先把引起感染的壞菌給殺死，身體康復後再來重新養好菌才是聰明的作法。

因為受到電視廣告的影響，有陣子藥師走到任何地方去演講，民眾都一定問我「藥師，你覺得吃紅麴好不好？」一般人倒是無妨，但很多已經長期在使用Statin類降血脂藥物的病人，企圖透過「藥師保證」自行停掉降血脂藥，讓我有陣子講話都需要很小心，深怕不小心讓民眾

誤解，那黑鍋就揹大了。話說回來，因為紅麴的主成分和Statin類藥物的藥理學機轉很像，所以會有類似的效果和副作用，如果一起吃的話，除了會讓血脂控制不穩定，更容易出現肌肉痠痛、肝功能異常、頭痛或腸胃不適，最嚴重甚至有可能造成橫紋肌溶解，進一步導致急性腎衰竭，最後肝腎都受到傷害，同步提升多重器官衰竭的風險，如果有在吃降血脂藥的人，就不要再吃紅麴了。

　　魚油是非常好的補充品，裡面的DHA可以幫助大腦神經發育，EPA可以幫助抗發炎、幫助血管通暢，但也因為這樣，有在服用抗凝血藥物的民眾要避免和魚油共服，否則會增加其抗凝血的效果，導致出血風險提高。基於同樣的原因，也不建議薑黃和抗凝血劑共服，另外薑黃也可能會加強降血糖藥的降血糖效果，因此也建議不要併服。由於抗凝血劑大部分都是長效型的，所以很難透過間隔服用來避免交互作用，建議跟醫師和藥師討論，是否可以透過小劑量的補充，將可能的交互作用降到最低，既可以保留藥物治療效果，又能夠獲得營養補充品的效果。

中草藥萃取物和藥物間的交互作用

　　中草藥的萃取物中也有一些和藥物具有交互作用，其實中藥和西藥間本來就有交互作用，所以無論是醫師開立的藥物或是保健品，只要含有某些成分，就要特別注意。

像是人參會影響到降血糖、降血壓藥物,導致作用太強;黃耆和茯苓也會加強降血糖效果;紅花、當歸和參類會使得抗凝血藥的效果太強;而人參和靈芝類會活化身體的免疫系統,如果和風濕免疫科的免疫抑制劑一起用會有消長的現象。通常藥師會提醒民眾要隔開2小時以上,我個人覺得如果可以的話,隔開更久一點會更安全,建議民眾和醫師、藥師討論用藥時間,可以讓你的治療更精準,副作用更輕微。

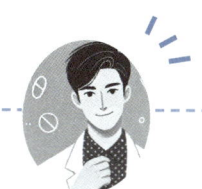

藥師小叮嚀

無論是一般食物或保健食品都可能和藥物產生交互作用,有時可以透過間隔服用或是調整劑量來調整。高齡長者平均每天需要服用8.5顆藥物,建議使用任何補充品之前都要請教醫療人員,確認沒有交互作用,或是知道如何避開交互作用後再行使用,才不會讓這些營養補充品從良善的美意變成身體的負擔。

保健食品的市場與標籤陷阱

過去曾有一則很有趣的新聞，中國警方循線破獲一個毒販，查抄到數百公斤毒品，但嫌犯卻狡辯「他賣的是假貨」，之後經過檢驗，他用中藥白礬和各種顧腸胃的成分製藥，當作毒品來賣，結果讓毒蟲「越吸越健康」，反倒讓警方不知道該用什麼罪名來辦他。看到這則新聞的時候讓我反思，我們時常在網路上看到「地下電台賣假藥」的新聞，民眾受到廣告吸引的時候，是否能確定自己吃進肚的東西，就是廣告上面寫的成分呢？國內的保健食品市場非常巨大，根據2023年的統計，臺灣每人每年平均花上8,600元來購買保健食品，換言之，臺灣的保健食品市場一年約有2,000億的商機，可是因為保健食品並不屬於藥品，所以無法用藥品的法規來約束廠商。該如何聰明選擇保健食品，就有賴消費者在購買前多花點心思。

只有「健康食品」可以宣稱保健功效

為了遏止保健食品亂象，政府公布了「健康食品管理法」，只要未取得健康食品查驗認證，宣稱自己是健康食品，而且宣稱保健功效，即屬違法。目前健康食品可以宣稱的保健功效項目共有13項，包括調節血脂、胃腸功能改善、護肝、免疫調節、骨質保健、不易形成體脂肪、抗疲勞、輔助調整過敏體質、調節血糖、延緩衰老、牙齒保健、促進鐵吸收、輔助調節血壓。也就是說，一般市面上的「保健食品」其實只是一種「膳食補充劑」。

認識各式標章

為了能夠取得「健康食品」的小綠人認證，宣稱保健療效，這些廠商就必須像藥品一樣申請認證，同時要經過嚴格的檢驗，才能夠確保「功效」。不過你可能也會發現市面上大部分的保健食品都沒有去申請健康食品認證，有可能是因為申請的時間與金錢成本過高、有些成分未在13項的保健功效裡、成分已經為人所熟識，廠商認為不需要額外申請，又或者其實正在申請中。儘管有小綠人標章民眾完全可以放心使用，但是就算沒有也不需要認為就是無效品。常見的維生素大部分都沒有小綠人標章認證，但是我們不會因此就不吃維生素B群或是維生素C了吧，只要

是人體的必要維生素，本來就應該固定攝取。再者，就算沒有小綠人認證，仍有許多具有公信力的認證。

「SNQ國家品質認證」：針對保健食品的實用效益、品質管制和安全性檢核。「Monde Selection」：這是一個屆滿六十年的國際獎項機構，主要評鑑營養膳食和保健食品，主要由全世界相關領域的專家進行嚴格的評估。

「Clean Label潔淨標章」：這是英國發行的標章，確保食品中沒有添加任何化學合成的添加物的認證。

上述這些認證都必須經過嚴格把關才能取得，一樣可以做為消費者選購的指標。

為什麼地下電台產品不能買？

雖然不能一竿子打翻一船人，不過藥師並不建議購買地下電台的產品，因為它從原料、上游、下游、半成品、成品廠，中間有許多環節不確定是否謹守規範，而且由於食品只會「抽查」，每批成品未必都有經過嚴格的查驗，就算上面註明「日本或歐美進口」，也不確定到底是原料來自先進國？或是賦形劑（保健食品或藥品中的固形成分）來自先進國？還是包材來自先進國？之前曾有新聞報導，有民眾將產品拿去化驗，發現廠商所宣稱的主成分含量非常低，大部分都是一些澱粉或是乳糖之類的無害也無用成分，白花錢也沒有吃進營養素。

營養標示不等於產品成分表

對於消費者來說，除了前面講到的認證，另一個在購買時需要「檢核」的工具就是「產品成分表」。如果你常常去藥妝店逛，應該會發現無論是甚麼品牌的保健食品，都會在營養標示處，完整標示每一種成分以及所添加的劑量。根據食安法規定，只要有宣稱添加營養素，就要在營養標示欄位清楚標示成分以及含量。如果民眾在購買保健食品時，發現其廣告或是產品外觀有宣稱添加某保健成分，但是營養標示卻標示不清，這樣的產品標示就是有問題的，請勿購買。

優良的廠商除了應該詳盡標示每一種營養成分以及含量之外，更應該放上「每日參考值百分比」，這個數值代表的是此產品該成分的含量，占政府所建議攝取的比例多寡。舉例來說，衛福部建議成年人每天應該攝取維生素C至少100毫克，所以如果某一綜合維他命裡維生素C含量為50毫克，那在每日參考值百分比就可以標上50%，意思是你只補了每天需求量的一半，這樣可以方便消費者自行計算每天所食用的保健食品是否有不足或是超量。

益生菌的標示不是以重量標示

許多人在購買益生菌的時候，不知道應該如何閱讀標

示，是因為有些益生菌產品會用「克數」來標示，然而這個是風馬牛不相及的標示法。益生菌的實際重量太小無法測得，大部分都是「賦形劑」的重量。益生菌的標準單位應該是菌落數，以養樂多為例，一般人的認知是一罐養樂多大概有「一百億個菌」，可是其實這個說法是不精確的，嚴格來說，益生菌的單位是「菌落形成單位」（CFU, Colony-forming unit），身為專業的消費者，相信你以後就不會再說出「幾個益生菌」的說法了。另外，益生菌產品一般會建議要超過十億個以上菌落數才夠，但是有些廠商會寫「總菌落數」，然後透過添加一些對身體無益也無害的細菌，像是用腸球菌來增加總菌落數，但益菌的數量卻相對較少。所以完整的益生菌產品標示應該包含「菌種」以及「個別菌落數」。

魚油溶解保麗龍會傷身？

在前面的文章中，提到了「濃度」和「總量」是購買魚油產品的首要條件，主要是Omega-3的量占全部油脂量的比例。總量多才能攝取足量，而濃度高才可以有效率的補充，除了吃的顆數比低濃度的顆數少，因為純度高，也少攝取了很多不必要的雜質和賦形劑，當然價格也較高。有些研究指出高濃度rTG的吸收效果比EE或是TG好，不過根據研究發現，先不論濃度高低，只要長期固定攝取定

量魚油,其實體內Omega-3的量彼此之間差異不大。民眾可以選擇自己適合的濃度與價格,重點在於有沒有固定長期攝取,而且無論是哪一種魚油,對於人體而言「都很安全」。

有些業務銷售保健食品的時候,會把不同萃取的魚油滴到保麗龍上,然後跟消費者說,會溶解保麗龍的魚油內含有機溶劑,是會傷身的魚油。其實這是完全誤導民眾的觀念,我自己身邊也有從事直銷的朋友,曾經現場表演給我看,那個畫面的確很讓人震撼,可是回家後細想,總覺得哪裡不對勁。之後我才想起衛福部曾經提出過澄清,保麗龍之所以可以被魚油溶解不是因為有機溶劑,而是因為魚油中所含EPA(二十碳五烯酸)、DHA(二十二碳六烯酸)之「乙基酯」含量較高,成分結構極性與保麗龍類似,因此會與保麗龍產生互溶的情形,此為正常現象,同時呼籲民眾不要以保麗龍材質來盛裝魚油產品,所以如果讀者有在網路上看到類似影片,請勿聽信也不要傳遞錯誤訊息。

沒見過的新成分未必是人體所需

現在有很多新型保健食品,打著特殊的作用,再加上聳動的廣告語句,彷彿是西王母的仙丹一樣,但是仔細一看成分,常常只是換了一個民眾不熟悉的稱呼。舉例來

說，泛酸鈣、生物素是綜合維他命之中很常見的兩種成分，但很多人不知道這其實就是B群中B5和B7，有些廠商會更名之後重新包裝上市，讓很多民眾誤以為是新型的B群產品，事實上根據衛福部的統計，國人體內根本不缺乏這些成分，雖然吃進人體不會造成傷害，但也是白白增加身體的負擔來進行代謝。

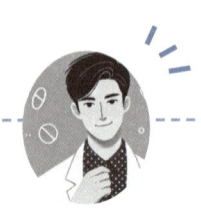

藥師小叮嚀

保健食品不是藥品，千萬不可以試圖以其取代藥物。此外，保健食品和藥品可能有潛在交互作用，請以藥物為主、保健食品為輔。另外廠商可能會提出各式研究報告，但是許多都是體外試驗、動物試驗或是小規模的試驗。並非「有報告顯示」就代表證據力足夠，民眾購買前可以優先考慮有公信力的認證標章，或是請教過專業醫療人員，才不會花錢又傷身。

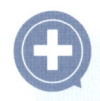

出國購物「藥」注意

根據衛福部調查,有超過三成五的民眾,去日本旅遊都會購買藥品和保健食品。我自己則是每年都會跟一群藥師定期到日本「洗錢」,誒——不要想錯啦!是洗滌紙鈔,某些神社有提供此項服務,並希望藉由這個儀式招來更多財富。洗完錢之後,幾乎所有的藥師團員都會衝向藥妝店,把洗完的錢用來刺激日本經濟。你看,連藥師們到日本也敵不過藥妝店的魔力。其實不只是日本,國人到許多先進國家旅遊,也很喜歡購買該國著名的保健食品,可是明明很多效果類似的產品臺灣也買得到,為什麼非得去國外購買不可呢?

外國的月亮真的比較圓嗎?

身為藥師的我必須要老實說,在先進國家購買保健食品或藥品確實有不少優點,譬如「原料來源更優

質」：以魚油舉例，北美或是北歐因為漁產豐富，品質較優良，所以在當地購買的魚油產品雜質較少、更精粹，汙染狀況也更少見。「製劑技術先進」：即使相同原料能進口至國內，國外藥廠的製劑技術也比臺灣有優勢。德國因為精密工業以及製藥技術高超，專精於醫美藥妝，近年主打的「微脂體」或是「環狀糊精」等包覆技術，可以將珍貴的成分進行包裹，更便於經皮吸收以及緩釋，而為許多消費者所喜愛。「法規完整且嚴謹」：許多先進國家對於醫藥保健品的要求嚴格，無論是原料、濃度、劑型、安全性、使用目的、實驗數據、消費者保護等等，均制定清楚的法規，且徹底遵守，所以人們對於該國保健產品的信任度較高。

不過即便有這些優點，我覺得購買藥品或是保健食品還是要理性考慮「自己是不是真的需要」或是「在臺灣真的用得到嗎」。就像臺灣天氣潮濕，即便有人送上一台效果奇佳的「加濕器」，也是英雄無用武之地。接下來我們就來盤點剖析，臺灣民眾到各先進國家最喜歡購買的藥品和保健食品吧。

日本

日本是國人最愛前往旅遊的國家之一，藥妝店幾乎又

是必逛必買之處,究竟大家都喜歡買些什麼東西呢?第一名的絕對是B群!再來便是琳瑯滿目的各式維生素、營養素。中高齡者偏好「合利他命」這類針對神經修復設計的產品;年輕人則視藥妝店壁掛的「袋裝保健品」為必買產品,加上店家非常貼心會針對不同族群進行分類以及做大字報解說,包裝雖然是日文卻也十分「易讀」,吃法和用途一目了然,增加選購方便性,連我自己去日本也都會採購自己需要的營養素回臺灣。

除此之外,各式綜合感冒藥、止痛消炎藥、腸胃用藥或益生菌也是熱門產品。譬如藥師身邊許多朋友彷彿有「EVE狂熱症」,去日本一定買上幾盒,還曾遇過民眾說他們頭痛或經痛「必須要吃EVE才會好」;或是老人家都說日本的Wakamoto若元錠就是比臺灣買的更有效。有關這點我自己有比較過,有些雖然標榜是相同藥品,但臺日兩地的版本確實有差異:像是日本綜合感冒藥裡可以添加二氫可待因,所以止咳效果比臺灣買的更好;或是日本的AD軟膏因為可以添加局部麻醉劑,因此止癢、止痛效果更佳。但像Wakamoto的藥品成分表其實跟臺灣的一模一樣,連藥錠大小也分不出差異,所以說「比臺灣買的更有效」實在令人費解。而EVE的止痛主成分其實就是藥妝店容易取得的布洛芬(Ibuprofen),即便日本的劑型選擇較多,但藥物本身的效果並不會因

為是在日本買的就比較好。至於眼藥水，日本的眼藥水的確添加非常多有益眼睛的營養素，像是維生素A、C、E、B2、B12以及清涼成分，但更有不少都添加了「血管收縮素」，建議使用這類藥品不要連續使用超過1個月，否則可能造成「反彈性充血」。

美國

美國因為地大物博，民生物資消耗量大，所以比起臺灣，各式保健品或藥品的價格便宜不少，也成為許多臺灣人到當地的必購項目。如果到美國的Walmart賣場或是CVS藥局購買常見品牌的保健產品，定價大概是臺灣的4-6折，而且都是當地藥廠生產的（亞洲線的產品多半在亞洲生產），雖然理論上吃進身體都是一樣的，但「Made in USA」給人的感受就是不太一樣。綜合維生素，或是維生素C和維生素D這類化學合成的保健品可能感覺不大，但像是葡萄糖胺和軟骨素這類價格偏高的保健食品，到當地購買的話，自己的錢包就會很有感。不過藥師最想提醒大家的是，美國許多保健食品雖然比較便宜，但是劑量卻是出奇的高，許多綜合維生素的劑量都是破表再破表，遠遠超過我國衛福部所建議「每日攝取建議量」。白種人的基因和黃種人有別，身高、體重

差異也相當大,雖然購買的保健品看似CP值很高,但一定要注意劑量,像B9和B12都是服用過量會增加致癌機率的成分。保健食品究竟是要選「俗又大碗」?還是選擇「剛剛好」的劑量?兩相比較,我認為後者更是首要的購買指標。

除此之外,受到法規限制,在臺灣不能隨意購買褪黑激素,不過美國將之視為一般食品管制,所以民眾不須處方即可自行購買。其實褪黑激素是很安全的物質,我們大腦中本來就會自行分泌,但民眾的盲點是不知道自己是不是屬於需要「褪黑激素」的族群而購買使用,吃了無效反而增加身體代謝負擔。褪黑激素較適合用於「高齡者」、「有時差者」、「輪班工作者」以及「先天缺乏者」,基本上,一般年輕人補充褪黑激素是無感的。如果身體不缺乏,吃褪黑激素往往只是安慰劑,把錢省下來比較實在。

德國

之前和碩士班同學前往歐洲參加文學研討會,剛到德國一出機場同學就問我:「你等等可不可以陪我去買維生素C發泡錠?」踏進德國的藥局,就看到各種「劑型」的保健食品琳瑯滿目,緩釋錠、膜衣錠、多層

錠、發泡錠擺滿眼前,我心裡讚嘆「德國不愧是科技大國」,光是保健食品就有這麼多種選擇,藥品的選擇鐵定更不得了。藥物的服用為了方便常常會做成錠劑,不過最好消化吸收的口服劑型是水劑、軟膠囊或發泡錠;如果是講求吸收效率的民眾,德國的「維生素系列發泡錠」、男性朋友提振雄風的「精胺酸」,或是適合各年齡層的「葉黃素」,都有軟膠囊或是液態的選擇,皆為很適合在德國選購的商品。以維生素C發泡錠為例,雖然發泡錠吸收效果不錯,但是與其他劑型的維生素C相比,維生素C發泡錠裡面的鈉含量比較高,一顆約略就有200毫克的鈉,而成人每日鈉總攝取量不宜超過2,400毫克,所以如果是腎臟功能差的民眾或是老人家,必須要衡量自己的飲食習慣所攝取的鈉鹽,以及確認該保健食品中的含量後再酌量使用,建議選擇其他劑型的維生素C,比較妥當。

有些民眾冬天鼻黏膜容易乾癢,德國的「鼻噴劑」也很多,有含藥物以及不含藥物的區別,建議如果是想要購買非處方藥物的產品,可以和藥師討論;至於很多民眾喜歡到德國搶購「百靈油」,裡面其實是100%的薄荷油,雖然用途看似廣泛,但薄荷油就是薄荷油,不一定非要到德國購買。另外,小朋友因為神經和呼吸道發育未完全,不建議使用百靈油。

澳洲

澳洲環境天然,政府重視自然保護,人為破壞較少,所以許多由自然界所萃取的保健食品就成為國人最愛。因為原料特別乾淨、技術領域十分超群、澳洲政府的管理又特別嚴格,所以「天然萃取類」的保健品就成為澳洲的強項。像是許多民眾到澳洲必買的「木瓜霜」,因為含有天然木瓜萃取成分,可以解決蚊蟲叮咬、擦傷、燙傷、曬傷等皮膚問題,有良好的抗菌以及修復效果,遊客幾乎人手一罐。以保健食品來說,澳洲蜂膠的知名度很高,因為澳洲良好的天然環境,讓這裡的蜂膠汙染程度很低,安全性很高。蜂膠本身就有很好的抗氧化、抗發炎的效果,像我自己工作時經常需要說話,像是對病人衛教、或是錄製節目和有聲書,因此喉嚨多少會感到不適,蜂膠就是很強的天然消炎物質,可以舒緩症狀。另外,像是蔓越莓、葉黃素這些天然萃取的成分就很適合購買澳洲生產的產品。

出國保健食品和藥品攜帶數量限制與罰則

根據衛福部最新的規定,出國後攜帶藥物回國只限自用,保健食品不限,非處方藥每種至多12瓶,合計以不超過36瓶為限。買保健食品的規定類似,每一種(錠狀、膠囊狀食品)至多12瓶(盒、罐、包、袋),合計以不超

過36瓶（盒、罐、包、袋）為限，以上限量所稱瓶（盒、罐、包、袋）均以「原包裝」為限。舉例來說，如果我已經購買12盒葉黃素、11包膠原蛋白粉、11瓶蜂膠噴霧，又想要購買維生素B的話，我就只剩下1「包」維生素B或是1「瓶」維生素B的額度可以購買了，所以劑型也是需要考量的。藥物和保健食品的額度是「分開」的，請務必記得分開計算。

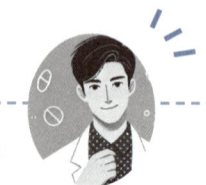

藥師小叮嚀

雖然出國玩難免會想要購買些伴手禮，但為了避免買到「無用品」，建議在出國前就先做好功課，可以先找社區藥局的藥師討論，討論心儀產品的設計和劑量適不適合自己使用。另外，有些成分在國內和國外的法規認定不同，像褪黑激素在美國是食品，在臺灣則是藥品，如果隨意攜帶或幫人購買，可能不知不覺就觸法了，需要特別注意。

後記

　　臺灣的健保制度可說是世界模範生,但隨著走向高齡化社會的趨勢,財政壓力越來越大,醫、藥、護人力也逐漸流失而影響了民眾就醫品質。健保或許不會倒下,但每個人能夠享有的「健保紅利」正逐漸萎縮。農曆年後因為流感大爆發,導致全臺急診室大壅塞,許多人苦等不到病床的新聞接連不斷,也讓很多人開始擔心「將來生病會不會看不到醫生」。這些恐慌的言論頻頻傳出,但也有檢討的聲音出現,認為過往國人使用醫療過度浪費,不該小病就往大醫院跑,更無須有症狀就掛號求醫,讓更多人注意到「自我藥療」(Self-medication)的重要性。

　　衛福部近年來開始推動「負責任的自我藥療」(Responsible self-medication),目前世界衛生組織及美國、日本、英國等醫藥先進國家,已將「自我藥療」列為重要衛生政策。民眾若有輕微症狀時,可以在藥師的指導下,使用指示藥物緩解症狀,而不需要至醫院排隊久候,將醫療資源留給更需要的人。再者,在「預防醫學」觀念萌芽的今日,民眾若能正確使用保健品,補足身體所需之

營養素，不僅可以減少疾病產生的機會，也能夠在療程進行時加強抵抗力、縮短恢復期。

撰寫本書的初衷，便是希望民眾能夠對保健品和用藥有正確認知，才能完善規劃自我照護。無論是醫師或是藥師，在面對龐大的醫療壓力時，能夠分配給病患的時間都相當有限，如果民眾能提升對於身體狀態的掌握度，以及對疾病的照護有更詳細的了解，便可以在短短的衛教時間內「問對問題、聽對指示、做對選擇」，減少身體和荷包的負擔。

醫療逐漸走向自費化市場，每個人都有責任學習「怎麼幫自己和家人做選擇」，這本書除了分享保健品的知識、協助有心補充各類維生素營養素的民眾，做出最適當的選擇；更希望能幫助讀者建立合理的邏輯觀念，像是「高價不等於高品質」、「化學合成不一定較差」以及「無須過量補充」、「補錯有時比不補好」。當民眾接觸到保健食品或藥品新知時能夠更快看到重點，而不是被華麗但空泛的廣告文案牽著鼻子走，並且能夠學會刪掉片面的訊息，收集正確的資訊，進而成為優秀的自我照護者。

作者簡介

蘇柏名

　　現為臺北市藥師公會理事，服務於臺北市立聯合醫院，擔任居家安寧專責藥師。曾在診所、藥商、藥妝店等服務，興趣之一是研究保健食品。由於醫療能量緊縮以及病患照護不易，醫療人員常扮演權威角色，以「專業」提高時間效率、取代以「信任」來服務民眾，而時常出現「治療無效」的窘境，讓他最終體認到：醫療必須要符合病人的價值觀和生活習慣，才有機會成為「有效醫療」。

　　精通國、臺、英、西、葡、粵六種語言，擅長運用臨床案例加上簡單易懂的方式，錄製知識音頻《保健食品百百款，暖氣藥師蘇柏名教你這樣吃才正確！》、《今天好想藥》。2023年出版《暖氣藥師的用藥攻略》紙本書與有聲書。

CARE 00096
歡迎光臨藥妝店：暖氣藥師的保健選物指南

作　　　者—蘇柏名
編輯副總監—何靜婷
特 約 編 輯—邱芊樺
封 面 設 計—陳文德
內 頁 編 排—栗子

董 事 長—趙政岷
出 版 者—時報文化出版企業股份有限公司
　　　　　108019 台北市和平西路三段二四○號四樓
　　　　　發行專線— (02)2306-6842
　　　　　讀者服務專線— 0800-231-705・(02)2304-7103
　　　　　讀者服務傳真— (02)2304-6858
　　　　　郵撥— 19344724 時報文化出版公司
　　　　　信箱— 10899 臺北華江橋郵局第九九信箱
時報悅讀網— http://www.readingtimes.com.tw
法 律 顧 問—理律法律事務所　陳長文律師、李念祖律師
印　　　刷—家佑印刷有限公司
初 版 一 刷— 2025 年 4 月 11 日
定　　　價—新台幣 460 元
版權所有　翻印必究（缺頁或破損的書，請寄回更換）

時報文化出版公司成立於一九七五年，
並於一九九九年股票上櫃公開發行，於二○○八年脫離中時集團非屬旺中，
以「尊重智慧與創意的文化事業」為信念。

歡迎光臨藥妝店：暖氣藥師的保健選物指南/蘇柏名著. -- 初版. --
臺北市 : 時報文化出版企業股份有限公司, 2025.04
248 面 ; 14.8x21 公分. -- (Care ; 96)
ISBN 978-626-419-353-5(平裝)

1.CST: 健康食品 2.CST: 保健常識

411.3　　　　　　　　　　　　　　　　114002983

ISBN　978-626-419-353-5
Printed in Taiwan